ÉTUDES

SUR

DEUX POINTS DE SYPHILOGRAPHIE

1º DES VÉGÉTATIONS DITES SYPHILITIQUES

2º FAITS ET CONSIDÉRATIONS CLINIQUES A L'APPUI DE L'UNICITÉ
DU VIRUS CHANCREUX.

PAR LE DOCTEUR

MELCHIOR ROBERT

ANCIEN CHIRURGIEN INTERNE DES HOPITAUX DE PARIS — CHIRURGIEN ADJOINT A D'HÔTEL-DIEU
DE MARSEILLE.

MARSEILLE

IMPRIMERIE ET LITHOGRAPHIE SENÉS, RUE CANEBIÈRE, 15

1857

ÉTUDES

SUR

ETUDES

DEUX POINTS DE SYPHILOGRAPHIE

1º Des végétations dites Syphilitiques.

Les végétations sont des produits épigéniques de différentes formes qui croissent accidentellement sur diverses régions de la peau et
des muqueuses. Les organes génitaux, dans les deux sexes, paraissent
plus que toute autre partie, prédisposés à ces accidents. Chez l'homme,
c'est de préférence sur le gland et le prépuce qu'elles font lieu d'élec-
tion; chez la femme, c'est à la face interne des grandes et des petites
lèvres ou au pourtour de l'anneau vaginal. L'anus, le périnée le meat
urinaire, la face interne des cuisses, la face inférieure de la langue et
l'ombilic en offrent des exemples assez fréquents. M. Vidal en a vu sur
la muqueuse palpébrale, après une ophtalmie blennorrhagique. Nous
avons opéré, il y a quelques jours, un jeune homme de 27 ans porteur
de deux végétations murales sur la peau de la région occipitale. Les
pousses de ces végétations ressemblaient exactement aux pousses des
excroissances que l'on rencontre sur les parties génitales; la surface de
la peau ambiante était hérissée de petites saillies qui n'étaient que des
follicules pileux hypertrophiés; du sommet de la plupart des pousses
de la végétation sortait un poil, et les pousses étaient imbriquées les
unes sur les autres dans la direction des cheveux. M. A. n'avait jamais
eu de maladies vénériennes.

La nomenclature de ces produits morbides est à la fois basée sur
leur forme, leur couleur, leur mode d'épanouissement et leur volume;
c'est en tenant compte de ces conditions qu'on les a comparés aux
poireaux, aux choux-fleurs, aux mûres, aux framboises, aux fraises, etc.
Il serait difficile de trouver des dénominations plus exactes pour re-

présenter ces états pathologiques; aussi n'a-t-on pas cherché à remplacer la classification ancienne. Nous nous conformerons donc à l'ancienne nomenclature, sauf quelques additions que nous avons jugé nécessaires pour tenir compte de certaines variétés encore inédites dans les auteurs.

La végétation la plus fréquente et aussi la mieux connue est le poireau; elle est constituée par une seule pousse que nous décrirons. A côté du poireau nous plaçons la *végétation granuliforme*; elle consiste en une granulation du volume d'un grain de millet non pédiculée. En troisième lieu vient la végétation *conique* qui s'élève au-dessus des parties comme le poireau, mais dont l'extrémité libre, loin d'être renflée en tête finit en pointe.

Ces trois variétés constituent pour nous les végétations simples, que nous nommerons encore végétations élémentaires.

Après les végétations simples, nous plaçons les végétations composées. Par végétations composées nous entendons celles qui sont formées d'un nombre variable de pousses végétantes appartenant à une des végétations élémentaires déjà connues. Pour nous, la végétation n'est réellement composée que tout autant que les pousses élémentaires sont toutes implantées sur une même base et en quelque sorte soudées à leur point d'émergence; lorsqu'elles sont seulement très rapprochées ou même presque contiguës, elles forment des groupes végétants et non des végétations composées.

Les végétations constituent quelquefois des masses auxquelles il est difficile d'assigner une forme; ce sont des *masses végétantes*.

Nous admettons encore des végétations verrucoïdes, et des *végétations plaquées*.

En résumé, nos divisions peuvent être représentées par le tableau synoptique suivant :

Végétations simples élémentaires.	Sessiles	Granuliformes	Isolées.
			Groupées.
	Pédiculées	Renflées	Isolées.
		Coniques	Groupées.

Végétations composées	Choux-fleurs.
	Framboises.
	Fraises.
	Mûres.

| Végétations verrucoïdes | Fendillées à la surface. |
| | Globuleuses. |

| Végétations plaquées | Plaques lisses à la surface. |

| Masses végétantes | Végétations informes d'une grande dimension. |

Ainsi qu'on vient de le voir, notre classification ne détruit point la nomenclature généralement reçue. Les anciennes dénominations y sont conservées intactes, associées seulement à quelques nouveaux termes qu'il nous a fallu adopter pour représenter fidèlement ce que nous avons observé sur nature. Un étude plus approfondie de ce sujet démontrera mieux, nous l'espérons, la nécessité des divisions que nous avons cru devoir établir.

1° VÉGÉTATIONS SIMPLES, ÉLÉMENTAIRES : A *végétations granuliformes*. Les végétations granuliformes sont toujours sessiles; on les rencontre sur le gland et sur le prépuce, mais plus fréquemment sur la dernière de ces parties. Ce sont des petits points du volume d'un grain de millet, ordinairement de la couleur de la muqueuse, mais assez souvent d'une couleur rosée claire; elles sont transparentes et pourraient au premier abord en imposer pour des vésicules; quelquefois leur surface offre une teinte cendrée. Solitaires ou en plus ou moins grand nombre, elles sont semées çà et là sans ordre ou forment de petits groupes. Leur présence, surtout quand elles sont confluentes, rend les parties rugueuses au touché. Nous avons vu sur le même prépuce des végétations granuliformes isolées, des groupes de granulations ayant les mêmes caractères que les précédentes, mais seulement très serrées, sans néanmoins se toucher par la base et enfin de véritables végétations composées, ayant les caractères de la framboise et de la fraise et dans lesquelles chaque élément granuleux était semblable aux végétations granuliformes isolées. Nous avons conclu de cet assemblage que les végétations composées étaient le plus souvent le résultat de l'agglomération d'un nombre indéterminé de végétations simples, d'abord simplement groupées et finalement confondues par leur base.

B. *Végétations simples pédiculées*. Les auteurs ne reconnaissent qu'une variété, le *poireau*, mais nos observations nous ont conduit a en admettre une seconde que nous avons dénommée d'après sa forme, *végétation conique*.

Le poireau est une excroissance filiforme d'une à deux lignes de longueur dont l'extrémité libre est plus épaisse que le corps; son siège de prédilection est encore sur le prépuce, mais il n'est pas rare de la rencontrer au pourtout de l'entrée du vagin, tout près de la fourchette, au périnée et à l'anus; c'est la variété que l'on observe le plus souvent à la face inférieure de la langue. Le poireau débute par une petite éminence qui ressemble assez à la végétation granuliforme, mais ce petit point, au lieu de rester longtemps stationnaire, ne tarde pas à s'élever et à se pédiculer pour revêtir les caractères que nous assignons aux poireaux. L'extrémité renflée des poireaux est presque toujours lisse. Dans quelques cas, elle présente à son centre un petit enfoncement qui ressemble assez à l'ouverture d'un follicule. D'autre fois, l'œil armé d'une loupe y découvre des sillons divisés en plusieurs sens. Cette végétation est ordinairement implantée à angle droit sur la muqueuse; sa couleur ne diffère pas de celle des tissus ambiants, l'extrémité libre est quelquefois seulement d'un rouge un peu plus animé.

Comme les végétations granuliformes, les poireaux peuvent exister en petit nombre, être isolés ou réunis en groupes; lorsqu'ils sont très confluents dans ces groupes leurs pédicules se soudent dans une partie de leur longueur : il en résulte alors une végétation composée, un véritable chou-fleur.

La végétation conique est plus épaisse à son point d'émergence qu'à son extrémité libre. Ainsi que l'indique son nom, elle se termine en pointe et ressemble à s'y méprendre aux papilles coniques de la langue chez certains animaux. Son siège le plus fréquent nous autoriserait à penser qu'elle résulte d'une aberration de nutrition, d'une hypertrophie des papilles du gland; c'est surtout au pourtout de la couronne du gland, là où les papilles sont très développées, qu'on la rencontre; il nous a semblé aussi que l'excision en était plus douloureuse que pour les autres végétations.

La base de la végétation conique est de la couleur du gland; son extrémité est souvent de couleur nacrée, cette extrémité est dans quelques cas bifide et même trifide. Les végétations coniques sont dis-crètes ou confluentes, isolées ou groupées comme les précédentes avec lesquelles elles se combinent pour constituer le chou-fleur.

2° VÉGÉTATIONS COMPOSÉES. — Nous nommons ainsi des excrois-sances de volume et de forme différents, constituées par un nombre variable d'éléments simples confondus par leur base. Tels sont : les choux-fleurs, les framboises, les fraises, les mûres, etc.

Chou-fleur. — Par chou-fleur on entend généralement une végé-tation composée de plusieurs embranchements partant d'une tige com-mune. Pour nous, le chou-fleur est une excroissance de dimension va-riable divisée en lobules par des scissures profondes et dont la surface présente un aspect granuleux.

La face libre du chou-fleur est en général convexe et d'une couleur rosée assez vive; chaque lobule qui compose la masse totale peut être écarté de celui qui lui est contigü, et au fond de l'espace qui sépare deux lobules, on aperçoit ou la muqueuse saine ou le tissu de la base d'im-plantation. Les bords de cette végétation sont toujours dentelés et s'étendent le plus souvent au-delà de l'aire du pédicule; en d'autres termes, ils sont évasés en forme de champignon. Chaque lobule de chou-fleur résulte de l'assemblage d'un grand nombre de pousses de forme et de dimension variables et toujours très serrées les unes con-tre les autres ; il n'est même pas rare de trouver une ou plusieurs de ces pousses dont les pédicules sont soudés entr'eux de manière à ne laisser d'autres vestiges de la séparation primitive que les sillons qu'on voit à la surface des lobules.

Ces pousses que nous considérons comme les éléments du chou-fleur sont tantôt jetées sans ordre dans le corps de la végétation, tan-tôt disposées en séries linéaires comme les papilles sur la langue de quelques personnes. Leur forme varie dans la même végétation, dans le même lobule. Il en est qui ressemblent en tous points aux poireaux déjà décrits; ce sont de petites excroissances à extrémité libre renflée. A côté de celles-ci, il en est qui ont la forme conique; les extrémités libres de ces dernières, quelquefois lancéolées, sont le plus souvent imbriquées les unes sur les autres à la manière des écailles. Cette disposition ne laisse voir que leur pointe recourbée et une très petite partie du pédicule qui fait suite à cette pointe, de façon qu'au premier aspect on croirait avoir sous les yeux une surface granulée. Viennent enfin des pousses dont le pédicule un peu plus épais se termine, par deux ou trois dentelures qui se comportent entr'elles et par rapport aux autres de la même manière que les précédentes.

Bien qu'ils diffèrent de forme et de volume, ces trois genres d'éléments, adossés les uns aux autres, forment un tout qui examiné superficiellement paraît assez régulier. La surface du chou-fleur semble en effet granuleuse et si l'on n'y regardait de près, on pourrait croire qu'elle est recouverte de granulations sessiles de la nature des végétations granuliformes. Mais, nous le répétons, cet état granuleux n'est qu'apparent. Les granulations ne sont en effet que les extrémités libres des pousses, extrémités assez serrées les unes contre les autres pour cacher les sillons profonds qui les séparent. Mais si l'on vient à pincer la base de la végétation de manière à faire bomber sa surface, on la voit s'épanouir et dès-lors les éléments s'écartant les uns des autres laissent voir l'espace qui sépare leur pédicule. Quelquefois, cependant il n'est pas possible d'opérer cet écartement, nous en avons la preuve sous les yeux ; c'est qu'alors les pédicules des pousses se sont soudés entreux de manière à ne laisser d'autres vestiges de leur isolement primitif que les sillons de la surface. Cette adhérence intime des éléments, du chou-fleur est très rare; lorsqu'elle existe, on l'observe surtout au centre de la masse ou d'un de ses lobules, mais en se rapprochant des bords, elle est de moins en moins prononcée.

Lorsque le chou-fleur a acquis un certain volume il présente un collet plus ou moins épais, qui paraît résulter de l'adhérence dans une partie de leur longueur des pédicules qui supportent les pousses. Ce collet que l'on met facilement à découvert en relevant les bords évasés de la végétation peut à son tour donner des pousses en tout semblables à celles qui s'élèvent de la muqueuse. Les pousses qui partent du collet se dirigent toujours plus ou moins obliquement en dehors afin d'arriver au niveau des autres; elles commencent par un petit bourgeon facile à constater qui, en s'allongeant, se pédicule de manière à revêtir les caractères des autres éléments. Lorsqu'on examine le collet d'un chou-fleur à pédicule bien prononcé, on voit des éléments secondaires de toutes les dimensions, depuis le simple bourgeon jusqu'à la pousse la plus développée. Les bourgeons naissants occupent toujours la couche la plus extérieure et la plus inférieure.

Un chou-fleur peut se réduire à un seul lobule; d'autres fois, il est composé d'un ou plusieurs lobules séparés par des sillons plus ou moins profonds qui conduisent à une base commune ou bien à la muqueuse saine. Telle est la végétation type connue sous le nom de chou-fleur.

Sous cette dénomination, on a compris d'autres végétations qui tout en ayant avec la précédente, et lorsqu'on les examine d'une manière générale, plusieurs points de contact, en diffèrent esssentiellement par leurs éléments. Nous conservons dans l'esprit de vin une pièce anatomique ayant deux centimètres carrés, qui se distingue par les caractères suivants : base large, surface hérissée de pousses coniques très pointues parfaitement distinctes, rassemblées en bouquets qui forment des houppes épanouies, pas d'aspect granuleux à la surface. En comparant cette dernière végétation aux précédentes, il n'est pas possible de les confondre dans une même description et sous une même dénomination.

Framboises, fraises, mûres. Ces trois espèces de végétations ne diffèrent entr'elles que par la couleur de leur tissu. Le plus souvent même on ne les distingue des choux-fleurs que parcequ'elles sont peu volumineuses et ne présentent pas plusieurs lobules et que leurs pousses sont confondues. Ajoutons que la plupart des praticiens les appellent indistinctement chou-fleur, framboise, mûre, etc... Elles sont ordinairement arrondies, ou allongées, et d'une couleur plus foncée que les choux-fleurs, presque toujours sans pédicule bien marqué. Leur centre est composé d'un noyau épigénique qui en forme le parenchyme ; ce noyau est recouvert par la portion granuleuse. Les granulations de la surface sont très serrées et ressemblent de loin aux petits grains qui forment l'extérieur des framboises et des mûres; ce sont les mêmes éléments qui constituent la végétation granuliforme.

Il résulte de ce que nous venons d'écrire sur les végétations composées, qu'on peut les considérer comme des excroissances formées de l'agglomération et de la réunion intime d'un nombre variable de végétations simples. Le chou-fleur reconnaîtrait plus particulièrement le poireau pour élément primitif, les végétations coniques engendrent en se réunissant une espèce de chou-fleur que nous nommerions volontiers végétation composée *papilliforme* ou stactactiforme. Les fraises, les framboises, les mûres, etc., auraient pour éléments les *végétations granuliformes.*

3° VÉGÉTATION VERRUCOÏDES. Nous en avons observé de deux sortes. Les unes en tout semblables aux verrues que l'on observe sur le dos de la main, se présentent sous forme d'un petit bouton dur plus ou moins volumineux fendillé en plusieurs sens et souvent hérissé de petites aspérités. Cette végétation est en général plus pâle, moins vivacé que les précédentes ; elle est d'une couleur cendrée et croît très lentement, elle se développe sur le gland ou le prépuce d'individus qui décalottent facilement et chez lesquels la sensibilité des parties est par cela même très amortie. La seconde variété, plus rare que la précédente, siége plutôt sur la peau de la verge ou des cuisses que sur la muqueuse. C'est une excroissance globuleuse qui à son complet développement a la forme et la dimension d'un petit grain de maïs ; dure, lisse et luisante, elle offre à sa surface un petit enfoncement qui paraît être le vestige d'une ouverture folliculaire. Cette variété est bien moins rebelle au traitement que les précédentes ; il suffit en effet de quelques applications de caustique pour flétrir son tissu et pour la faire tomber à la plus légère traction. Elle est aussi bien moins sujette à récidive que les précédentes.

4° VÉGÉTATIONS PLAQUÉES. — Nous n'avons pu trouver de meilleure dénomination à une plaque de tissu épigénique, plus ou moins large, peu saillante, à surface lisse et de couleur cendrée. Ces plaques nous ont semblé le plus souvent consécutives à des végétations qu'on avait tenté de guérir par les caustiques ou par l'excision, et il faut le dire aussi, les renseignements des malades ont dans un bon nombre de cas corroboré notre manière de voir. Ce qui le prouverait encore, c'est qu'à la longue elles deviennent granuleuses comme les végétations que l'on a excisées incomplétement. Ce serait donc à tort que nous en avons fait une variété à part ; cependant nous ne pouvions agir autrement à moins de les passer sous silence.

5° MASSES VÉGÉTANTES. — La tendance des végétations, quelle que soit la variété à laquelle elles appartiennent, est de s'accroître en surface et en épaisseur et d'en appeler d'autres dans leur voisinage. Pour peu que la conformation et la structure des parties s'y prêtent, la disposition individuelle aidant, on voit ces produits anormaux pulluler et s'étendre d'une façon prodigieuse. Livrées à elles-mêmes, les excroissances s'élargissent et vont à la rencontre les unes des autres ; arrive une époque où elles se touchent ou se confondent de manière à n'offrir plus qu'une large surface végétante, divisée en lobules d'inégal volume par des anfractuosités plus ou moins profondes, et qui cache complétement les parties normales. Lorsque ces masses sont à découvert, leur face libre, dure et raboteuse, se recouvre d'une croute brunâtre formée par la concrétion du muco-pus qui en découle. Dans les cas où elles sont à l'abri du contact de l'air, elles secrètent une sanie verdâtre d'une odeur forte très désagréable. Abandonnés à eux-mêmes, ces produits morbides perdent insensiblement les caractères classiques de la végétation, l'aspect granuleux fait place à des mamelons fongueux qui suintent et saignent au moindre contact. La végétation emprunte alors quelques-uns des caractères du cancer avec lequel on l'a confondue plus d'une fois. Si les malades sont atteints de phimosis, le prépuce est soulevé et l'extrémité de la verge offre un volume exagéré; on sent alors le plus souvent à travers l'enveloppe préputiale les saillies et les anfractuosités de la masse végétante. Renfermées dans la cavité balano-préputiale et gênées dans leur développement, d'un côté par le gland et de l'autre par le prépuce, ces masses végétants exercent sur le premier de ces organes une compression centripète qui l'atrophie progressivement et sur le second une compression centrifuge qui le fait éclater sur un ou plusieurs points après avoir épuisé son élasticité. A travers les crevaces du prépuce apparaissent des bourgeons fongueux, d'une couleur violacée, qui, dans certains cas, tombent sphacelés par suite de l'étranglement qu'ils subissent entre les bords de l'ouverture qui leur donne passage. Ces bourgeons secrètent du pus et saignent parfois comme les fongosités du cancer. La méprise est alors imminente et si l'on n'a pas présents à l'esprit quelques traits caractéristiques qui puissent distinguer les deux maladies, on porte un diagnostic qui a pour résultat déplorable l'ablation d'une partie si chère à l'existence. Mais, avant de se décider à ce moyen extrême, il faut recourir aux commémoratifs, s'informer du mode de développement de la maladie, de sa forme primitive, du temps qu'elle a mis à revêtir sa physionomie actuelle. Dans le cas de cancer on apprendra le plus souvent qu'elle a débuté par un petit tubercule, qui s'est ulcéré plus tard pour se recouvrir ensuite de bourgeons fongueux et saignants, que cette ulcération souvent déjà douloureuse à son début, s'est étendue peu à peu envahissant successivement toutes les parties occupées actuellement par la maladie, qu'elle a toujours été saignante et sécrétante. Lorsqu'il s'agit de végétations simples, le début de la maladie s'est fait généralement sur plusieurs points de la muqueuse, sans douleur, sans ulcération et sans suintement sanguin; au lieu d'un bouton dur et facile à s'ulcérer, c'étaient de petites végétations le plus souvent granuleuses. Enfin, la masse ne s'est constituée que par la réunion de ces végétations venues à la rencontre les unes des autres après avoir acquis un certain volume.

Si le malade ne peut, à cause d'un phimosis congénial, se rendre compte du mode d'invasion et de développement de la maladie, on explore le prépuce pour s'assurer si la solution de continuité qu'il offre est le résultat d'une simple usure graduelle, d'un éclat par distension, ou si elle est le fait d'une dégénérescence. On l'incise au besoin pour l'examiner avec plus de sûreté. Quand il y a cancer, le malade éprouve, au siège du mal des douleurs lancinantes qui n'existent que rarement ou pour mieux dire jamais dans la végétation. Les régions inguinales sont aussi très rarement exemptes d'engorgements dans le cancer bougeonnant; l'adénite est au contraire une exception dans le cas de végétation. L'état général du malade peut être aussi interrogé pour venir en aide au diagnostic.

Lorsque ces recherches ont été insuffisantes et qu'il reste du doute quant à la nature du mal, il faut se livrer à une opération exploratrice qui, dans le cas de végétations, devient définitive, tandis qu'elle n'est que provisoire si on découvre un cancer. Nous parlerons du mode opératoire au traitement.

STRUCTURE DES VÉGÉTATIONS. — Le tissu de la végétation est composé de cellules épidermiques et d'un élément vasculaire. Les cellules ne sont appréciables qu'au miscroscope, mais l'élément vasculaire peut se déduire de la pâleur subite et de la flaccidité que revêt la végétation immédiatement après l'excision, et du reste l'extrémité des pousses végétantes examinée à la loupe offre dans son épaisseur une tache ecchymotique qui ne laisse aucun doute sur la pénétration du sang.

Après l'excision le tissu végétant jouit d'une transparence nacrée, qu'il conserve longtemps si on le tient plongé dans l'eau pure. Les acides et l'acool lui font perdre sa transparence et le durcissent considérablement; dans l'alcool, il devient d'un blanc mat et une coupe pratiquée dans la direction des pousses présente l'aspect fibreux. Si après une longue macération, on cherche à arracher les petites pousses qui hérissent la surface du tissu végétant, en les saisissant à leur extrémité au moyen d'une pince à dissection, on amène le plus souvent entre les mors de cette pince un petit étui conique qui n'est autre chose que l'épiderme qu'à entraîné la végétation; on peut ainsi éplucher toutes les aspérités d'une excroissance; quelquefois même on arrache à la fois plusieurs petits étuis adhérents par les côtés. Dans le cas où les pousses sont adhérentes, les portions d'épiderme qui existaient sur les côtés sont résorbées et l'écaille épidermique que l'on obtient offre l'aspect aréolaire.

On peut par le grattage séparer le tissu de la végétation de la surface muqueuse, et, si la macération a été prolongée, on obtient une pulpe blanchâtre ressemblant à de l'albumine coagulée, et sans structure appréciable. Si la séparation a lieu par arrachement et sur des pièces qui macèrent depuis peu, la surface dépouillée présente des fragments fibreux qui paraissent s'enfoncer dans l'épaisseur de la muqueuse et faire corps avec elle.

Il est le plus souvent difficile de déterminer quel est l'élément, peau ou muqueuse, qui a été primitivement malade; cependant, en examinant les végétations lorsqu'elles sont à leur première période, on reconnaît qu'elles prennent naissance tantôt dans le corps même du derme, tantôt dans ses follicules, et enfin sur ses papilles. C'est peut-être à cette différence d'origine qu'elles doivent leurs nuances de forme.

Siége des végétations. — On rencontre incontestablement plus de végétations sur les organes génitaux et à l'anus que partout ailleurs, cependant, le périnée et la face interne des cuisses en présentent assez souvent, surtout chez la femme; on en voit encore sous la langue dans le voisinage du filet.

Leur siége de prédilection chez l'homme est le gland et la face interne du prépuce; tous les points de ces deux organes peuvent en présenter, mais elles nous ont paru plus communes sur la muqueuse du prépuce, et surtout dans le sillon circulaire qui existe en arrière du gland, où elles forment quelquefois un véritable collier qui se termine de chaque côté du frein. Les deux fossettes latérales du frein, chez les individus atteints de phimosis avec suintement, sont souvent occupées par deux petites excroissances.

Chez la femme, on les rencontre plus particulièrement sur les replis qui entourent l'ouverture du canal utéro-vulvaire. Il n'est pas rare d'en observer aussi au commencement du méat urinaire et dans le canal uréthral lui-même, dans ce dernier cas, elles deviennent très longues et sortent par l'ouverture antérieur de ce conduit.

L'anus, à tous les âges, chez les deux sexes et dans toutes les conditions de santé, peut devenir le siége de ces produits anormaux. On nous a présenté dernièrement une enfant de 14 mois, encore à la mamelle qui portait au pourtour de l'anus une masse végétante très volumineuse à pousses coniques très longues et très serrées; cette enfant était allaitée par sa mère qui ne l'avait jamais confiée à personne autre. Ses parents n'étaient entachés d'aucun vice syphilitique récent ou ancien. Quelle était la nature de ces végétations? nous le demandons aux syphilographes qui voient dans ce symptôme un des accidents de la vérole constitutionnelle.

Les excroissances de l'anus peuvent offrir les différentes formes que nous avons décrites; le poireau y est assez fréquent. Nous avons opéré un jeune homme dont la région anale était littéralement jonchée de ce genre de végétations. Il faut distinguer de la végétation proprement dite, les marisques, les condylomes qui ne sont le plus souvent que des plaques muqueuses syphilitiques hypertrophiées par suite d'un défaut ou d'une négligence dans le traitement.

CAUSE, NATURE ET TRANSMISSIBILITÉ. — Ce qu'on lit dans les auteurs à propos de l'étiologie, nous paraît; nous ne dirons pas seulement insuffisant, mais très obscur. Un des syphilographes, dont certes on ne peut mettre en doute ni l'expérience ni le talent d'observation, M. Vidal (de Cassis) consacre à peine quelques lignes à l'étiologie. Pour lui; la blennorrhagie, la balano-posthite, le chancre sont les causes principales des végétations. La végétation peut appartenir aux symptômes primitifs, successifs, consécutifs et tardifs. Elle est tantôt de nature simple et tantôt de nature spécifique. Assurément nous ne pouvons dans cette circonstance reprocher à l'auteur d'être trop exclusif, et si le mérite d'une opinion était tout dans ses qualités conciliantes, nous serions les premiers à nous ranger de son côté. Mais au-dessus du sentiment de conciliation que nous respectons et avec lequel nous sommes toujours prêt à sympathiser, lorsque les intérêts de la science n'ont pas à en souffrir, nous plaçons celui de la vérité scientifique, plus légitime à notre point de vue.

Abstraction faite de toute observation clinique préalable, de toute idée systématique, on ne peut admettre sans répugnance qu'un phénomène pathologique qui à quelques différences près, se manifeste presque toujours avec les mêmes allures, remonte à des causes si radicalement opposées. C'est cette répugnance, cette hésitation qui nous ont conduit à passer au contrôle de l'observation tout ce qui a été écrit jusqu'à ce jour sur l'étiologie des végétations.

Trois ordres de causes paraissent présider au développement du tissu végétant : 1° certaines dispositions anatomiques congéniales ou accidentelles, 2° des phénomènes purement physiologiques, 3° des conditions pathologiques.

Nous ferons observer que ces trois conditions étiologiques se groupent souvent ensemble de manière à concourir plus efficacement à la production du tissu épigénique dont nous traçons l'histoire.

Le phymosis congénial, l'étroitesse de l'enveloppe préputiale ont une influence des plus marquées sur la production des tissus végétants. C'est que dans ces conditions, la muqueuse qui tapisse le gland et le prépuce, est d'une finesse et d'une sensibilité exquises. Chez les individus ainsi conformés, les sécrétions plus abondantes se corrompent en séjournant sur les parties d'où elles découlent, l'urine et le smegma se joignent à elles, pour coopérer à l'irritation des surfaces. De là résulte assez souvent une balano-posthite par simple irritation dont on ne peut triompher qu'à l'aide d'une opération. Cette subirritation occasionnée par le contact incessant des sécrétions naturelles corrompues et même des sécrétions morbides, amène un surcroît de nutrition qui dispose la muqueuse à végéter.

Dans ces conditions s'élèvent çà et là de petits points granuleux, premier vestige de la végétation élémentaire. Plus d'une fois, après une opération de phimosis congénital, avons-nous trouvé sur le gland et sur le prépuce de ces petites saillies morbides. Il n'est pas rare encore de découvrir des végétations parfaitement caractérisées qui étaient enterrées sous une couche ds smegma. Cependant, les malades ne s'accusaient ni de blémorrhagies, ni de chancres, ni de vérole constitutionnelle.

Les mêmes particularités peuvent s'observer chez les jeunes filles dont la vulve est excessivement étroite et les lèvres fortement serrées l'une contre l'autre.

L'anus, la face interne des cuisses sont, dans les deux sexes, exposés aux mêmes inconvénients, lorsque, d'ailleurs, le derme y est d'une structure semi-muqueuse très délicate.

A côté des conditions anatomiques, il en est de purement physiologiques. On conçoit par exemple que le coït fréquemment répété et d'autres manœuvres non moins excitantes puissent, en entretenant une congestion sur les parties, déterminer un surcroît de nutrition qui se traduira par des hypertrophies partielles, par une véritable poussée d'excroissances.

C'est ici le cas de rappeler les intéressantes recherches du docteur Thibierge, résumées dans le n° 26 de la *Gazette Hebdomadaire* de l'année 1856. M. Thibierge a eu l'occasion de constater plusieurs fois la présence de végétations nombreuses sur les parties génitales externes des femmes enceintes. Ses observations lui ont démontré que le fait de l'apparition de ces excroissances est intimement lié à la congestion sanguine déterminée par la gestation; il s'est assuré aussi qu'aucun traitement spécifique n'avait d'action sur cette maladie et que le parti le plus sage était d'attendre la délivrance ; en effet, quelques temps après l'expulsion du produit, les végétations de turgescentes qu'elles étaient, palissent, s'affaissent et on les voit disparaître graduellement sans qu'il soit possible d'en trouver plus tard le plus léger vestige.

M. le docteur Zerbe vient tout récemment de publier encore dans la *Gazette Hebdomaire* de cette année, n° 36, une observation concluante en faveur de l'opinion émise par M. Thibierge. M. Zerbe fut consulté par une femme atteinte d'excroissances condylomateuses, sous forme de fraises et de mûres, entremêlées d'excroissances pointues, forme de stalactites ou touffes piquantes, que nous avons appelées *papilliformes*, d'autres petites végétations de formes diverses. Cette femme avait été traitée par le sublimé et l'iodure de mercure. M. Zerbe crut convenable de lui faire prendre l'iodure de potassium, et d'accompagner ce traitement interne de diverses applications locales irritantes; n'obtenant aucun résultat et voyant le moment de l'accouchement s'approcher à grand pas, M. Zerbe excisa les végétations les plus volumineuses qui obstruaient l'entrée du vagin.

L'accouchement se fit heureusement; l'enfant très bien conformé ne présentait aucune trace d'affection syphilitique, la mère ne suivit aucun traitement pendant les quinze jours; l'on se borna à des lotions aromatiques. Après que les lochies eurent cessé de couler, M. Zerbe voulut commencer à exciser les excroissances volumineuses, à contenir les plus petites, se réservant de revenir au traitement anti-syphilitique; mais il constata que, depuis l'accouchement, elles avaient pris une toute autre physionomie, qu'elles étaient entrées dans une métamorphose rétrograde; il s'abstint en conséquence, et quatre semaines après la guérison spontanée était complète, sans qu'il fût possible de rencontrer la plus légère trace de végétation.

J'ai détaillé à dessein cette observation parcequ'elle a été recueillie sans idées préconçues et par un praticien qui, non seulement, ignorait les recherches de M. Thibierge, mais qui paraissait plutôt disposé à considérer les condylomes et végétations de cette femme comme de nature syphilitique.

Viennent enfin les causes pathologiques. C'est ici surtout que diffère lemoded'interprétation. Tous les syphilographes admettent bien que les pus chancreux et blennorrhagique peuvent présider à la poussée des végétations, mais tous n'expliquent pas de la même manière la participation de ces secrétions au développement du tissu épigénique. Pour les uns, l'influence est purement locale et ne diffère nullement de celle des irritants simples; pour d'autres, c'est une action spécifique dans toute la force du terme. Ces derniers professent que la végétation est une des manifestations de l'affection blennorrhagique, ou qu'elle est un des accidents de la syphilis. On verra par les développements qui vont suivre, quelle est notre manière de voir à ce sujet.

Dans certains cas de balano-posthite, la muqueuse, dépouillée çà et là de son épithélium, a une tendance très prononcée au bourgeonnement, et, si l'on ne corrige pas énergiquement cette disposition au moyen de solutions caustiques, ces plaques rouges qui, au début, n'étaient que des érosions très superficielles, deviennent en se desséchant le siége de petites granulations végétantes; insensiblement, ces granulations groupées s'élèvent et bientôt ce sont de véritables végétations. Ici, il n'y a pas d'interruption entre la poussée des végétations et la balano-posthite. Mais dans quelques cas, la balano-posthite guérit complétement et c'est quelque temps après que le tissu épigénique se manifeste. Il n'est pas nécessaire pour que la végétation prenne naissance, que les parties sur lesquelles elle se développe soient préalablement le siége de la blennorrhagie. Le contact répété et prolongé du pus blennorrhagique suffit. C'est ainsi que chez un de nos malades atteint d'écoulement urétral chronique avec phimosis congénial, le passage incessant de la matière blennorrhagique à travers l'ouverture très étroite du prépuce a fini par déterminer une poussée de végétations dont le volume excessif bouche complétement l'entrée de la cavité balano-préputiale. Ce malade n'ayant jamais voulu subir la circoncision, nous avons pu suivre pas à pas le progrès de son affection.

D'après cela, on conçoit très bien qu'un individu qui a eu de fréquents rapports avec une personne atteinte d'écoulement vaginal puisse à la longue avoir des végétations.

Le pus que secrètent les végétations, pus dont l'odeur nauséabonde annonce les qualités irritantes, peut, aussi bien que celui de la blennorrhagie, présider à la naissance des végétations. Mais, nous le répétons, il n'y a pas ici d'action spéciale.

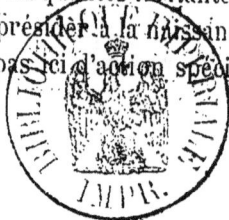

Il en est de même du pus chancreux. On voit, quoique bien rarement, de petites végétations s'élever sur les parties saines qui entourent le siége du chancre; quelquefois même, elles poussent au pourtour et sur la cicatrice de ces ulcérations. Ainsi que nous venons de l'annoncer, ce fait est excessivement rare, et si, comme plusieurs auteurs paraissent le croire, le virus syphilitique pouvait produire indistinctement des chancres ou des poireaux, ces deux affections seraient un peu plus souvent associées.

Mais des végétations poussent sur les organes génitaux de l'homme et de la femme, à l'anus, sous la langue et même dans d'autres régions, sans écoulements blennorrhagiques, sans chancres, sans diathèse syphilitique préalable. Pour quelques praticiens, l'apparition fortuite et sans cause appréciable de ces tissus anormaux n'a rien de plus extraordinaire que le développement des verrues et des polypes. Ceux, au contraire, qui veulent voir à tout prix dans ces affections un signe de maladie contagieuse, cherchent avec anxiété une circonstance, un prétexte qui puissent légitimer leur interprétation; un coït suspect, une affection herpétique du gland, un engorgement inguinal, suffisent pour dissiper leur doute. Ils font alors de la végétation, un symptôme syphilitique à volonté; elle est primitive, secondaire, tertiaire, tardive, selon le temps qui s'est écoulé depuis le coït suspect jusqu'au moment ou la végétation a pointé. Si ce mode d'agir n'avait d'autres inconvénients que de fausser une doctrine, on pourrait bien ne pas trop s'en inquiéter. Mais à côté de la doctrine s'élève la pratique. C'est ici que s'étalent les inconvénients. Le mercure, l'iodure de potassium, la salsepareille et mille autres agens, dits anti-syphilitiques, sont administrés à des doses d'autant plus énergiques, et avec d'autant plus de persévérance que l'affection à laquelle on les adresse, résiste davantage. Après des mois entiers, le médecin se lasse, les malades se désespèrent et la végétation toujours debout semble se jouer des moyens héroïques que l'on a dirigés contr'elle. Pour en avoir raison, il faut la brûler ou l'exciser. Tels sont les résultats fâcheux d'une doctrine erronnée.

Pour bien se rendre compte de la nature des végétations, on doit, avant d'enregistrer la cause présumée de leur développement, mettre cette cause en parallèle avec les conditions, qui, dans d'autres cas, ont pu les faire naître. Sans cette attention, on s'expose à fausser le diagnostic en donnant une importance étiologique à des phénomènes de pure coïncidence. Si la végétation atteint souvent les individus qui n'ont éprouvé aucun accident syphilitique, il ne répugne nullement d'admettre qu'elle puisse affecter ceux qui ont eu une blennorrhagie, des chancres et la vérole, ces accidents ayant disparu ou même existant encore. Une végétation peut donc pousser à côté d'un chancre, ou sur une région éloignée de son siége, sans dépendre de toute nécessité de ce chancre; elle peut apparaître sur le gland, sur le prépuce, ou ailleurs, pendant l'existence d'une blennorrhagie sans être forcément un accident blennorrhagique; elle peut se développer durant l'existence d'une diathèse syphilitique, en même temps que des phénomènes secondaires, tertiaires ou tardifs, sans qu'il faille de toute nécessité la classer avec ces phénomènes. Les végétations précèdent bien aussi ces différentes affections, sans pour cela que l'on soit en droit de les considérer comme leur cause primitive.

L'existence antérieure ou simultanée d'une cause vénérienne n'est pas le seul argument fourni à l'appui de la spécificité des végétations. On se base encore sur la tendance qu'elles ont à se reproduire ou pulluler dans d'autres régions; on va voir que cette raison n'est pas plus concluante que les autres. Et d'abord, les végétations ne sont pas les seuls tissus morbides qui aient cette fâcheuse propriété; les polypes et les verrues, les cors aux pieds sont dans le même cas sans qu'il soit venu à l'idée de personne de les classer parmi les accidents vénériens. Les polypes bien extirpés et la plaie consécutive traitée par les caustiques, repoussent bien rarement, et s'ils apparaissent dans d'autres régions on ne s'en prend pas à une cause interne imaginaire. Les verrues ne se comportent pas différemment. Depuis que nous traitons des végétations, nous avons presque constamment réussi à les faire disparaître sans retour, au moyen d'une excision un peu profonde ou d'une cautérisation en emporte-pièce. Si quelquefois elles reparaissent, c'est qu'on les avait excisées incomplétement; quant à leur répullulation en d'autres points, on ne peut l'expliquer que par une prédisposition locale analogue à celle qui avait présidé au développement de la première excroissance. Il nous est arrivé d'exciser chez le même individu à des époques peu éloignées, dix et même quinze végétations; la guérison s'est opérée lorsque la prédisposition locale a été épuisée.

D'ailleurs, à côté de ces arguments qui pourraient paraître spécieux, nous en citerons d'autres, dont on peut vérifier la valeur, dans la pratique journalière.

1° Le traitement anti-syphilitique n'a aucune action sur les végétations. Ce fait est généralement reconnu et les praticiens qui prescrivent un traitement interne, le font plutôt pour l'acquis de leur conscience et en vue d'obvier à un vice interne imaginaire, que dans la certitude de détruire la végétation. La végétation ne tombe que lorsqu'ils en viennent au complément de leur médication, l'excision ou la cautérisation. Nous avons nous-même essayé maintes fois et toujours en vain, de guérir avec les mercuriaux et l'iodure de potassium à l'intérieur. Que de végétations sont tombées sous nos ciseaux après avoir résisté, ailleurs que dans notre cabinet, aux traitements les plus variés.

Un douanier, couché dans une des salles de l'hôpital militaire de la corderie, était porteur de masses végétantes qui étouffaient le gland sous leur volume; il y avait en même temps phimosis. Lors de son entrée à l'hôpital, cet homme était atteint d'une balano-posthite et seulement de quelques végétations disséminées, dont la nature présumée syphilitique par mon prédécesseur, alors chef de service, avait motivé un traitement mercuriel et ioduré très actif. Ce traitement fut suivi pendant deux mois et demi environ sans entraver la marche de la maladie. Je suivais alors la visite en simple curieux et observai le développement et la formation des masses végétantes qui devaient plus tard tomber sous mes ciseaux. A dater de mon admission dans le service des vénériens, tout traitement interne fut suspendu, et après quelques jours de répit laissés au malade, je procédai à l'opération du phimosis accidentel, par le procédé de M. Ricord, et à l'excision des masses végétantes; 15 jours après, le malade sortait guéri de son phimosis, de sa balano-posthite et de ses végétations. Je l'ai rencontré depuis, rien n'a reparu. Si, dès les premiers jours de son entrée, on eût fait des lotions au nitrate d'argent, et extirpé les quelques végétations déjà développées, pense-t-on qu'il eût fallu recourir à une opération si douloureuse ?

2° De deux malades atteints de végétations de même nature et dans les mêmes conditions, l'un a été soumis au traitement anti-syphilitique et l'autre à l'excision. Chez le premier, nous n'avons obtenu aucun résultat; loin de disparaître, les végétations ont augmenté. Le second était guéri le dixième jour. Un mois après la suspension du traitement interne, nous avons excisé les végétations du premier et elles ne se sont plus reproduites. Cet exemple prouve que la médication interne était au moins inutile.

3° Si chez un malade atteint de plusieurs végétations, on en excise un certain nombre, pour livrer les autres à l'action du traitement, celles qui sont excisées ne reparaissent plus dans la majorité des cas, tandis que les autres attendent, sans subir d'autres modifications qu'une augmentation de volume, le même sort que les premières. Si sur le même individu on excise comparativement deux végétations, l'une à fleur de muqueuse et l'autre en emportant un morceau du tissu muqueux, la première ne tarde pas à repousser tandis que la dernière guérit radicalement.

4° Il est des malades qui présentent concurremment des végétations et des accidents syphilitiques diathésiques. On peut alors juger de l'effet du traitement sur chacun de ces symptômes. Sous l'influence des médications mercurielle et iodurée, les manifestations syphilitiques s'éteignent rapidement, mais les végétations restent les mêmes ou, ce qui est le plus fréquent, augmentent en nombre et en volume. N'est-il pas évident d'après cela qu'il n'y avait entre ces phénomènes qu'un rapport de coïncidence! Bien plus, quelques éruptions syphilitiques, la plaque muqueuse par exemple dans certaines conditions de siége, se couvrent à la longue d'un tissu épigénique analogue aux pousses végétantes granuleuses, et prennent l'aspect framboisié. Eh bien, dans ces cas, le traitement anti-syphilitique fait disparaître tout ce qui appartenait en propre à l'éruption et reste le plus souvent impuissant contre le tissu épigénique; il faut l'exciser ou le cautériser.

Les faits précédents démontrent d'une manière évidente que le développement des végétations n'est nullement subordonné à l'existence d'un principe spécifique de nature syphilitique. Notre opinion est que la cause de ces produits morbides est, dans la plupart des cas, limitée aux parties sur lesquelles ils sont implantés. Nous disons dans la plupart des cas seulement, et notre réserve est basée sur quelques observations qui nous porteraient à croire qu'il y a chez quelques individus, soit une influence de tempéramment, soit une prédisposition de tous les tissus à végéter. C'est ainsi que, plusieurs fois, nous avons remarqué chez certains malades atteints de végétations aux parties, des verrues siégeant aux mains, à la face, au bord libre des paupières. Le tempérament lymphatique nous a semblé coïncider aussi le plus souvent avec ce genre de produit morbide.

Les auteurs ne sont pas plus d'accord sur la question de transmissibilité, que sur les causes et la nature de la végétation. Pour les uns, elle se transmet par contact, par inoculation, par absorption préalable de sa sécrétion; pour d'autres, c'est un pur phénomène d'irritation, non contagieux, pouvant naître sous mille influences, mais ne reconnaissant essentiellement dans aucun cas l'action d'une cause spécifique. Des individus ont été, dit-on, atteints de végétations après avoir communiqué avec des personnes affectées de la même maladie. Ces cas sont assez rares, surtout si on les compare à ceux dans lesquels les végétations se sont développées spontanément ou sans qu'il fût possible de les rapporter à un accident de même nature. Mais encore, avait-on bien examiné les deux malades avant le coït, est-on sûr que celui qu'on suppose contaminé ne fût pas comme l'autre porteur de végétations ? Et d'ailleurs, en admettant que l'irritation suffit pour occasionner cette maladie, pourquoi ne tiendrait-on pas compte du frottement plus rude que doit déterminer la présence des excroissances, sur les parties génitales, ou bien encore, de l'action irritante du liquide secrété, par ces produits pathologiques ? Ce qui nous autorise à penser qu'il n'y a dans ces faits qu'un phénomène de coïncidence, c'est que plusieurs fois, nous avons examiné des personnes qui avaient eu des rapports avec d'autres atteintes de végétations, sans découvrir chez les premières la plus légère trace de cette maladie.

On a prétendu aussi que la végétation pouvait communiquer des chancres; cette opinion est encore moins soutenable que la précédente. Il y a ici une cause d'erreur qu'il est indispensable de signaler. Le tissu végétant est comme tout autre tissu morbide, susceptible de s'inoculer au contact du pus chancreux, et de devenir le siège d'un chancre, cette inoculation est d'autant plus facile que dans les frottements la végétation peut aisément se déchirer et ouvrir ainsi une porte d'entrée au virus chancreux. Les chancres se développent ordinairement, à la base des excroissances, dans l'angle formé à leur point d'émergence, cachés par l'évasement du tissu végétant, ils échappent à l'œil de l'observateur et si dans ces conditions, les malades viennent à communiquer des chancres, on les attribue à la végétation et non à l'ulcération.

Les observations variées que nous avons faites sur un grand nombre d'individus atteints de végétations, nous permettent d'affirmer que cet accident n'est transmissible dans aucun cas.

En lui accordant cette propriété, elle ne pourrait lui venir que de son tissu, du liquide qu'elle secrète, ou bien enfin du pus qui découle de la plaie consécutive à son excision.

On a prétendu qu'en établissant un contact prolongé entre une partie saine et une végétation, la partie saine devenait tôt ou tard le siége d'un accident semblable; on s'est basé encore sur ce fait d'observation à savoir, qu'un des côtés de l'anus est rarement atteint d'excroissances sans que les parties opposées en présentent.

Nous sommes loin de nier l'exactitude de la première observation, car il peut bien se faire qu'une partie saine constamment en contact avec un corps en quelque sorte étranger, finisse par s'irriter et s'élever en forme d'excroissance pour chasser au loin le corps qui l'importune. Mais si l'on réussit une fois à faire végéter un point artificiellement, que de fois essaiera-t-on en vain, d'obtenir ce résultat! Nous voyons bien souvent des excroissances sur le gland sans que les points correspondants du prépuce en portent les plus légères traces. Quant à ce fait d'observation qu'un côté de l'anus n'est jamais atteint de cette maladie sans que l'autre en présente des traces, il n'est pas nécessaire pour en donner l'explication de recourir à l'inoculation; pour peu que l'on raisonne, on verra que ces produits se sont le plus souvent montrés simultanément des deux côtés. Il est d'ailleurs très naturel d'admettre que la même cause qui les fait naître d'un côté, peut agir de la même façon du côté opposé.

Mais nous avons fait des expériences qui ne laissent aucun doute sur l'innocuité du tissu végétant. Nous étant déjà exposé à la contagion du chancre, ayant essayé bien que sans résultat, de nous inoculer tous les accidents consécutifs de la vérole, nous ne pouvions reculer devant des essais du même genre pour les végétations.

Après avoir excisé une ou plusieurs végétations nous en avons laissé une partie sous le prépuce de l'opéré, et fait la même expérience sur nous avec l'autre partie. Ces expériences répétées dix fois n'ont été suivies chez nous d'aucun résultat. Chez quelques malades plusieurs des végétations se sont reproduites une ou deux fois, mais au niveau des points excisés. Pour donner plus de poids aux expériences pratiquées sur nous, nous avons enlevé l'épithelium du prépuce, au moyen d'une cautérisation au nitrate d'argent. Les végétations appliquées et maintenues sur la surface dénudée, se sont flétries et n'ont produit, ni chancres, ni posthite, ni plaques muqueuses, ni végétations.

Nous avons poussé nos expériences plus loin. Du mucco-pus puisé

sur des végétations framboisiées, a été porté entre le gland et le prépuce exempts de tout accident, ce pus maintenu soigneusement est
resté sans action. Il en a été de même du pus puisé sur les plaies suppurantes consécutives à l'excision des végétations.

On peut juger, en lisant ces expériences, du soin que nous avons mis à
élucider la question de transmissibilité; à ceux qui doutent, nous offrons
de vérifier en leur présence tous les faits que nous avançons. Pour
nous, il n'y a pas d'accident qui soit moins transmissible et moins
spécifique que les végétations, il n'en est pas de plus innocent, quant à
ses conséquences, et nous sommes persuadé que tout praticien qui,
étudiera cette question, en suivant les mêmes procédés que nous,
arrivera à notre conclusion, que la végétation n'est pas transmissible.

Symptômes. — La végétation étant une affection complétement
apyrétique, n'occasionne des troubles généraux que dans quelques cas
très rares. C'est surtout aux signes objectifs qu'on la reconnaît; aussi,
suffit-il de se rappeler ses caractères anatomiques pour avoir presque
toute sa symptomologie. Nous pourrions donc renvoyer les lecteurs à
nos considérations sur l'anatomie pathologique et les variétés de cette
affection, sans nous exposer à des répétitions toujours fastidieuses
dans un travail aussi peu étendu. Cependant nous craindrions de rester incomplet, si nous ne groupions dans un même tableau et d'une
manière générale, tous les phénomènes propres à cette maladie.

De l'avis de la plupart des malades que nous avons traités, la végétation se développe le plus souvent sans symptômes appréciables, quelques-uns néanmoins, éprouvent une démangeaison sourde, une titil-
lation revenant par intervalles, sur les points qui vont devenir le
siége de cette affection. Bien rarement ces sensations vont jusqu'à la
douleur. Le prurit est surtout fréquent, dans les cas ou le tissu épigénique apparaît au pourtour de l'anus. Une fois déclarée, la végétation
continue à causer de la gêne et du prurit. Son accroissement se fait en
général d'une manière assez lente; exposée au contact de l'air, elle est
le plus souvent sèche et d'une couleur rouge peu vive. Mais lorsqu'elle
est abritée, ses pousses sont d'un rouge vif, turgescentes et toujours
humides.

La gêne occasionnée par la présence des végétations, varie d'un organe à l'autre. Sur le prépuce, au périnée, aux grandes lèvres, elles
peuvent acquérir un volume assez prononcé, sans nuire à l'exercice des
fonctions, sans trop gêner les malades; mais il n'en est pas de même

dans le canal de l'urètre, au meat urinaire, où leur moindre développement devient une cause de dysurie.

Un des caractères qui distinguent encore les végétations des symptômes syphilitiques, c'est la tendance qu'elles ont à croître et à se multiplier. En effet, abandonnées à elles-mêmes, il est bien rare de les voir disparaître spontanément; elles s'élargissent au contraire, et finissent par couvrir la presque totalité de l'organe qu'elles ont envahi. Ainsi massées, elles deviennent douloureuses et gênantes, suintent une humeur verdâtre et nauséabonde, dont l'action irritante détermine sur les parties saines, un prurit et des cuissons insuportables. Sous l'influence du coït ou d'autres manœuvres, le tissu épigénique se prend d'inflammation. Sa base devient rouge et douloureuse, ses pousses congestionnées prennent la teinte violacée, et il n'est pas rare de les voir frappées de sphacèle; d'autres fois, cette inflammation se propage aux tissus sains, et détermine un travail éliminatoire qui chasse les végétations. C'est là une des rares guérisons spontanées de cette maladie.

Lorsque des masses végétantes siégent sur le gland et le prépuce, avec complication de phimosis, l'extrémité de la verge acquiert insensiblement un volume énorme. Le prépuce soulevé et repoussé dans tous les sens, forme une tumeur bosselée et irrégulière, qui rend le penis méconnaissable; on sent à travers la peau ainsi soulevée, des mamelons fongueux, séparés par des anfractuosités plus ou moins profondes. Des flots d'humeur ichoreuse et nauséabonde, s'échappent par l'ouverture du limbe préputial. Si, dans ces conditions, la sortie de l'urine éprouve peu de gêne, les fonctions génitales sont complétement entravées. Au lieu de siéger en arrière ou au pourtour du gland, et sur les parties correspondantes du prépuce, les végétations occupent quelquefois l'extrémité libre du prépuce, ou le sommet du gland; la miction devient alors pénible, et l'urine s'écoule en bavant après s'être répandue dans la cavité balano-préputiale. C'est dans ces cas qu'il se forme des incrustations calcaires dont la présence est une cause d'irritation perpétuelle.

A l'anus, les masses végétantes occasionnent un prurit, des cuissons insuportables, et gênent la marche; elles secrètent le plus souvent une matière pio-muqueuse, d'une odeur forte très désagréable; pendant les efforts de défécation, elles se déchirent et laissent échapper du sang.

A l'entrée du vagin, elles mettent obstacle aux rapports sexuels et sont sujettes à des déchirures parfois très douloureuses. Sous la langue, elles sont plutôt gênantes que douloureuses.

Les masses végétantes qui occupent le gland, exercent sur cet organe une compression assez forte pour l'atrophier et le réduire à la longue à sa plus simple expression. Cette atrophie s'observe surtout dans le cas de phimosis, lorsque l'accroissement des pousses trouve un obstacle dans la résistance du prépuce. Dans ces cas aussi, le prépuce cède et se laisse distendre jusqu'à épuisement complet de son élasticité; mais après, il s'ulcère et éclate sur un ou plusieurs points. Les végétations passent à travers ces crevasses et viennent s'offrir à l'œil de l'observateur. Ce sont le plus souvent des bourgeons fongueux d'une couleur violacée, qui secrètent une humeur ichoreuse et fétide. Dans cet état, il est souvent fort difficile de savoir s'il s'agit de végétations simples ou de bourgeons cancéreux. A plus forte raison, si les malades amaigris par de longues souffrances, une suppuration abondante et des traitements débilitants, présentent quelques-uns des traits qui caractérisent la diathèse cancéreuse.

La végétation seule, c'est-à-dire dégagée de tout autre accident primitif antérieur ou actuel, n'est jamais suivie de symptômes syphilitiques; la secrétion blennorrhéïque qu'elle amène sur les muqueuses qui la récèlent, est un phénomène d'irritation complétement étranger à la spécificité. A dire vrai, dans des cas très rares, les ganglions inguinaux s'engorgent, mais il est nécessaire pour cela que les parties soient préalablement enflammées ou irritées à un certain degré. En tous cas, ce sont des engorgements sympathiques qui s'éteignent spontanément.

La végétation n'appartenant à aucune des périodes de la syphilis peut se combiner indistinctement avec tous les accidents propres à cette affection. Nous l'avons observée avant, pendant et après les chancres. Durant toutes les périodes de la vérole constitutionnelle. Rien, à notre avis, ne prouve mieux son défaut de relation avec la syphilis, que ce caractère d'indépendance. Pourquoi, en effet, lorsque les manifestations syphilitiques ont presque toutes leur moment d'apparition, leur place en quelque sorte marquée d'avance, pourquoi, dis-je, la végétation, en la supposant syphilitique, aurait-elle le privilége d'apparaître aux différentes périodes de la syphilis tout en conservant la même forme ? Cette raison seule nous paraîtrait suffisante pour énucléer cette affection du cadre des accidents syphilitiques.

DIAGNOSTIC. — Les éléments du diagnostic des végétations se résumant dans les signes objectifs qu'elles présentent; toute condition qui s'oppose à la perception nette de ces signes, ou qu'elles rend équivoques, peut donc devenir une cause d'embarras pour le praticien : nous examinerons successivement chacune de ces conditions. La première est celle qui a trait au début du tissu épigénique. On sait que ce tissu débute le plus souvent par de petits points granuleux isolés ou groupés, soit sur le prépuce, soit sur le gland; eh bien, il faut une attention très minutieuse et surtout une grande pratique pour les reconnaitre à cette période. Nous avons l'habitude de nous servir d'une loupe grossissante pour arriver au diagnostic. Lorsqu'il s'agit véritablement de végétations naissantes, ces petites saillies sont arrondies et luisantes, semblent reposer sur une base légèrement épaissie et plus vascularisée que le restant de la muqueuse. On dirait aussi que leur surface est privée de l'épithelium; quelque soit son développement, la papille présente la couleur de la muqueuse saine. Lorsqu'on a affaire à une de ces végétations que nous avons appelées *coniques*, la difficulté devient plus grande si elle siège vers la couronne du gland; car il existe souvent sur cette portion du penis des papilles à forme conique très développées, qui par l'aspect sont identiques à la végétation conique. Sur le prépuce le doute n'est pas permis. Quoi qu'il en soit, lorsqu'on éprouve quelqu'embarras, il n'y a qu'à attendre; avec le temps, les pousses végétantes se développent et prennent des dimensions qui viennent dissiper les doutes du praticien.

Si le diagnostic est douteux au début du tissu épigénique, il n'est pas moins embarrassant dans certains cas de végétations anciennes. Mais tandis que l'erreur est sans résultat fâcheux dans le premier cas, elle peut avoir les conséquences les plus graves dans le second. Les masses végétantes anciennes sont irrégulières et anfractueuses, ramollies et gangrenées sur divers points, dures sur d'autres, elles secrètent une humeur ichoreuse et fétide, mêlée de détritus organiques, saignent souvent au moindre attouchement, sont douloureuses, déterminent des engorgements ganglionnaires indolents sur les régions inguinales, atrophient le gland, ulcèrent le prépuce. Si à ces désordres locaux on ajoute un amaigrissement général et une teinte générale anémique, on a la plupart des caractères qui appartiennent aux affections cancéreuses. Un cancer peut donc être diagnostiqué dans ces conditions. Inutile de dire quelle sera la conséquence de cette erreur. Il est quelquefois impossible, en ne tenant compte que des signes objectifs les plus apparents, de décider si l'on a sous les yeux des végétations simples ou des bourgeons cancéreux; il faut alors s'aider d'autres renseignements, certes, l'organe malade en vaut bien la peine. Comme nous l'avons dit déjà, le cancer débute le plus souvent par un tubercule ou par un petit point ulcéré qui se recouvre de bourgeons fongueux et saignants, les malades ressentent de bonne heure des douleurs lancinantes. La maladie, s'il s'agit d'un cancer, part de ce point unique, comme d'un centre, pour envahir successivement les parties voisines en les transformant en tissu cancéreux. Si le gland perd sa forme, s'il disparaît en quelque sorte, ce n'est pas par simple atrophie, mais bien parce que son tissu a dégénéré. Dans le cas où le prépuce vient à s'ulcérer, ces ulcérations deviennent le point de départ de bourgeons fongueux et saignants qui se confondent avec la tumeur principale. La région inguinale est rarement exempte d'engorgements ganglionnaires. S'il s'agit de végétations simples, la maladie a commencé le plus souvent par plusieurs pousses isolées, qui se sont réunies par simple accolement pour former la masse totale, et avec quelque attention, il sera souvent possible d'écarter les différents lobes qui constituent cette masse; les bourgeons ! seignent moins facilement: il existe fréquemment à côté de la masse totale de petites végétations naissantes qui mettent sur la voie du diagnostic; les douleurs sont nulles pendant longtemps et ne se développent en quelque sorte que par la gêne que détermine le volume exagéré de ces productions morbides; le gland est atrophié, réduit à sa plus simple expression, mais son tissu n'est pas transformé; les aines sont moins souvent le siége d'engorgements ganglionnaires. Nous observerons en passant que ce dernier signe est loin d'être d'une valeur absolue. On peut, en effet, rencontrer l'adénite dans les cas de végétations simples, tandis qu'elle peut faire défaut dans le véritable cancer de la verge.

Le cancer existe rarement surtout à ce degré, sans porter atteinte à la constitution du sujet; les végétations ne déterminent des troubles généraux que lorsqu'elles sont très volumineuses ou quand elles secrètent abondamment. Le cancer se développe rarement chez les jeunes sujets. Dans le cas de cancer, on découvre au microscope la cellule cancéreuse que l'on a donnée dans ces derniers temps, comme un des caractères pathognomoniques de cette affection; la végétation n'a que des cellules épidermiques et un tissu vasculaire abondant. Lorsqu'après avoir pesé et analysé tous ces signes, on est encore indécis sur la nature de la maladie, et que néanmoins on ne peut plus différer l'opération, il reste encore un moyen, c'est de faire une opération exploratrice. Cette opération consiste simplement à agir comme si l'on avait diagnostiqué des végétations simples, en d'autres termes, à ébarber tous les bourgeons exhubérants en les coupant au niveau de la surface présumée du gland. Si l'on avait affaire à un cancer, la plaie ne tarde pas à prendre mauvais aspect, à se recouvrir de bourgeons cancéreux, douloureux et saignants; s'il s'est agi de végétations, la plaie se cicatrise et le gland reprend sa forme à peu près normale, ou bien la surface saignante, après avoir suppuré quelques temps, se recouvre de granulations fines qui s'élèvent peu à peu, pour former une masse de tissu épigénique dans laquelle on retrouvera les caractères de la véritable végétation.

Les plaques muqueuses secondaires abandonnées à elles-mêmes, s'élèvent souvent au-dessus des tégumens qui en sont le siège, pour figurer des excroissances de différentes formes. A l'anus ce sont des crêtes dentelées sur les bords; sur le prépuce et sur le gland, elles sont tantôt arrondies, tantôt ovales, tantôt taillées en talus, au périnée, à la face interne des cuisses, aux grandes lèvres; leur forme est aussi très variée. Dans tous les cas, leur aspect est subordonné à leur position et à la gêne qu'elles éprouvent dans leur développement. Les granulations qui poussent quelquefois à leur surface, peuvent les faire confondre avec la végétation framboisiée, mais dans aucun cas elles ne ressemblent au chou-fleur ou au poireau. Pour établir le diagnostic, il faut s'aider des accidents concomitans et des commémoratifs. Il existe fréquemment dans le voisinage, des plaques muqueuses de même nature, mais d'un âge moins avancé; il en est d'autres qui indiquent le passage de la plaque muqueuse simplement hypertrophiée à celle qui est végétante. D'autres accidents secondaires, une cicatrice récente à base indurée, des engorgements ganglionnaires dans le voisinage de cette cicatrice peuvent mettre sur la voie du diagnostic. Les malades sont eux-mêmes dans le cas de renseigner le médecin sur le mode de début de l'accident qui l'embarrasse; ils diront qu'il a commencé par une plaque arrondie, dont la surface secrétait une humeur muqueuse d'une odeur désagréable, que cette plaque s'est élevée peu à peu et s'est desséchée en se recouvrant de petites excroissances. Le traitement qui, dans bon nombre de cas, est une pierre de touche importante pour le diagnostic, n'a pas ici une valeur absolue; il faut du moins pour en retirer quelque profit savoir interpréter ses effets. Lors-

que la plaque muqueuse est simplement hypertrophiée, sans être sur-
montée d'un tissu épigénique, l'action du traitement mercuriel la fait
promptement descendre au niveau des téguments, mais si sa surface est
munie de granulations végétantes qui constituent, comme on le sait, un
tissu surajouté, le traitement n'a qu'une action incomplète, en vertu
de laquelle tout ce qui appartenait à l'hypertrophie rentre dans l'ordre,
sans que le tissu épigénique disparaisse; mais cet effet est, à notre avis,
suffisant pour éclairer le diagnostic, car on ne voit jamais la véritable
végétation s'affaisser ainsi en quelques jours, ou diminuer à vue d'œil
sous l'influence du traitement anti-syphilitique.

Au lieu de guérir franchement, les chancres se recouvrent dans
quelques cas de bourgeons exubérants qui de loin ressemblent aux
végétations, mais avec un peu d'attention et d'habitude, l'erreur n'est
pas possible.

TRAITEMENT. — Admettant que le développement des végétations
est dans tous les cas sous la dépendance de modifications pathologiques
locales, que les accidents syphilitiques qui peuvent précéder, suivre
ou accompagner ces produits anormaux, ne sont que des phénomènes
de coïncidence, il est évident que les indications du traitement doivent
se résumer pour nous dans l'emploi exclusif des moyens directs. Loin
d'avoir l'assentiment général, notre opinion compte, il est vrai, un certain nombre de praticiens, qui ont horreur de notre indifférence à l'en-
droit des vieilles traditions; ces derniers, par une conviction très
louable sans doute, se font un devoir de purifier leurs malades, par
une médication interne, avant de procéder à l'extirpation du mal qui les
gêne; mais en définitive, c'est presque toujours l'excision ou la cautérisation qui viennent mettre le sceau au traitement, car la maladie per-
siste en dépit des dépuratifs et des spécifiques. Nous avons employé
quelquefois et vu employer souvent le mercure et l'iodure de potassium contre les productions épigéniques, mais ç'a été constamment
sans résultat. D'autre part, nous avons extirpé, cautérisé avec un succès qui ne s'est point démenti après plusieurs années et sans traitement interne d'aucune nature, un grand nombre de végétations, qui
auraient à coup sûr découragé les partisans les plus zélés des agents
spécifiques. Ces résultats joints à une foule d'autres considérations
déjà exposées, nous ont conduit à adopter comme règle de conduite
le traitement local.

Le traitement local des végétations comprend des moyens prophylactiques et des moyens curatifs.

Les moyens prophylactiques doivent tendre à éviter ou à neutraliser les causes locales reconnues prédisposantes, ou s'opposer à l'accroissement des végétations déjà développées, et au développement de nouvelles végétations.

Indiquer ces causes prédisposantes, c'est mettre sur la voie des moyens prophylactiques. Nous nous bornerons ici à énumérer succinctement ces causes; quant aux développements, nous les avons donnés dans le courant de notre travail. (*Voir Causes.*)

Nous plaçons en tête le phimosis plus ou moins complet congénial ou accidentel, l'étroitesse du prépuce, des irritations permanentes ou fréquemment répétées, la balano-posthite simple, la balano-posthite ulcéreuse, les chancres, le contact prolongé ou permanant du mucopus blennorrhagique, la finesse et l'exquise sensibilité des muqueuses génitales et de la peau de certaines régions, telles que l'anus, le périnée, la face interne des cuisses et des bourses ; détruire ces prédispositions ou les diminuer, c'est travailler activement à la prophylaxie. L'opération du phimosis, la dilatation du prépuce par des moyens appropriés, la guérison aussi prompte que possible de la balano-posthite, de fréquents pansements dans les cas de chancres, des soins de propreté, destinés à laver les parties baignées par le pus blennorrhagique, des lotions répétées avec des substances astringentes ou tannantes : tel est le résumé général du traitement préventif. On parviendra souvent ainsi à prévenir le développement des végétations et à modérer leur accroissement.

Si ces moyens échouent, il ne reste d'autre ressource que de faire tomber la végétation par un des moyens que nous allons indiquer. Nous observerons cependant que ces produits pathologiques peuvent, lorsqu'ils n'ont pas pris de trop grandes proportions, guérir spontanément; c'est ce qui est arrivé à deux de nos malades atteints de poireaux, qui avaient une répulsion bien pardonnable pour les ciseaux ou les caustiques. Chez l'un, les végétations se sont flétries spontanément et ont été arrachées sans douleur avec les ongles, la guérison s'est maintenue; chez le second, les poireaux sont tombés après quelques jours d'un coït un peu orageux. Mais cette terminaison heureuse est trop rare pour que le praticien ose l'attendre.

On rencontre dans le monde bien peu de malades, disposés à subir au premier abord, la petite opération que réclament les excroissances; aussi, faut-il le plus souvent avant de les décider, leur démontrer l'insuffisance d'une foule d'autres moyens. C'est alors qu'on emploie des pommades, des poudres, des solutions de toute espèce, qui, bien que presque toujours sans effet, ont du moins l'immense avantage de convaincre le patient de la nécessité d'agens plus énergiques.

Nous ne citerons que pour mémoire la boue d'opium, l'opium brut, le calomélas et la poudre d'iodure de fer. M. Vidal se loue beaucoup de la poudre suivante :

Sabine .... 5 grammes.

Alun calciné............. 5 grammes.

« Faites une poudre très fine, lavez deux fois par jour les végéta-
« tions avec le vin rouge; couvrez-les ensuite avec une forte couche
« de poudre selon la formule. Après trois ou quatre jours, les végé-
« tations deviennent friables et le malade peut commencer à les arra-
« cher peu à peu avec les ongles. Après chaque arrachement, il y a un
« peu d'écoulement sanguin, on l'arrête avec la lotion vineuse et l'on
« remet de la poudre. (Vidal, page 233). »

Swédiaur donne comme remède très efficace la poudre de sabine et d'oxyde de fer rouge ou jaune.

Nous employons la formule suivante :

Sabine...................⎫

Alun calciné ....⎬ a a 2 grammes.

Poudre d'oxyde de fer....⎭

Nous avons réussi quelquefois à flétrir et à faire tomber les végétations au moyen de cette poudre, mais le plus souvent nous avons échoué.

Après ces applications qui, sans contredit, sont les plus simples et les moins douloureuses, viennent les caustiques. Le nombre des caustiques ne le cède en rien à celui des pommades et des poudres. Swédiaur appliquait le nitrate d'argent fondu, le muriate d'antimoine oxigéné, le nitrate acide liquide de mercure; les acides nitrique et hydrachlorique ont été aussi essayés. Mais c'est surtout au nitrate acide liquide de mercure qu'on a recours aujourd'hui.

Lorsque nous appliquons la cautérisation, nous nous servons particulièrement de deux caustiques. D'abord du crayon de nitrate d'argent. Nous cautérisons avec la pierre les végétations granuleuses groupées qu'il serait très difficile d'exciser sans emporter un large morceau de muqueuse. Au bout d'un ou deux jours, l'escarre formée tombe et laisse une plaie superficielle qui cicatrise promptement, dans les cas heureux la cicatrice généralement très mince prend la couleur de la muqueuse, et les végétations ne reparaissent plus, mais bien plus souvent la partie cicatrisée se recouvre, au bout de peu de jours de petits points granuleux qui annoncent une récidive. On peut avec le nitrate d'argent cautériser les poireaux, les choux-fleurs et d'autres végétations très développées, on parvient ainsi avec de la patience à réduire en escarre tout ce qui était exubérant, mais les racines profondes ne sont point atteintes et la récidive est inévitable.

Un caustique qui nous a mieux réussi dans ces derniers temps et dont nous devons la connaissance à l'obligeance de M. Ricord, c'est la pâte carbo-sulfurique. Nous avons fait préparer cette pâte avec quantité suffisante de charbon végétal porphyrisé et d'acide sulfurique de manière à obtenir un mélange assez consistant. Elle doit être renfermée dans un flacon bouché à l'éméri pour la préserver de l'humidité de l'air. Pour l'employer, nous plaçons sur la végétation à détruire une couche d'une à deux lignes de cette pâte, nous recouvrons ensuite le tout avec un petit plumasseau de charpie destiné à protéger les parties environnantes, le lendemain la végétation est transformée en une escarre foncée qui se détache bientôt, reste ensuite une plaie plus ou moins profonde qui se répare et cicatrise promptement. Plusieurs de nos malades se sont bien trouvés de ce moyen qu'ils ont préféré à l'instrument tranchant, nous l'avons employé avec un plein succès, d'après les indications de M. Ricord, comme moyen abortif des chancres.

La ligature des végétations est aujourd'hui généralement abandonnée, ce moyen est trop simple pour que nous nous arrétions à sa description. Nous ferons remarquer seulement qu'il ne peut agir sur la portion des pousses végétantes qui pénètre dans le derme, et que, souvent aussi douloureux que les caustiques et l'excision, il n'en a pas les avantages. Pour notre part nous le rejettons sans réserve.

Les ciseaux courbes sur le plat, tel est notre moyen de prédilection, celui qui nous paraît le plus digne de confiance. Lorsque les végétations siègent sur des parties saillantes ou qu'on peut faire saillir à volonté, nous nous passons des pinces. Il est important de comprendre dans une seule section tout le corps d'une végétation, car sans cela le sang qui s'écoule de la plaie vient masquer ce qui a été épargné et l'opération risque de rester incomplète. Avant de procéder au temps de section, nous comprenons donc entre les deux branches des ciseaux toute la végétation que nous voulons couper, en ayant soin de disposer le tranchant de manière à pouvoir exciser une légère couche de muqueuse, nos ¡dispositions ainsi prises, nous coupons brusquement, la douleur est instantanée. Pour les petites végétations, celles surtout qui sont peu saillantes, nous nous servons des pinces à dissection ou des pinces à dent de rat. On limite ainsi très bien la portion de muqueuse que l'on veut enlever avec la végétation. Lorsque les végétations sont nombreuses sur une région on est quelque fois obligé de les exciser en plusieurs séances, car soit la douleur, soit l'hémorrhagie, les malades éprouvent des lipothymies et même de véritables syncopes qui obligent de s'arrêter.

Quelques chirurgiens recommandent de cautériser les plaies de suite après l'excision, nous repoussons ce moyen qui ne fait que renouveler et exaspérer la souffrance. Nous nous bornons le plus souvent à des lotions d'eau fraîche, et nous recommandons pour pansement d'entourer les parties opérées avec des linges imbibés du même liquide. Lorsque les petites plaies sont devenues suppurantes nous les cautérisons avec le crayon de nitrate d'argent, dans le but de détruire les rejetons qui auraient pu échapper à nos ciseaux.

Dans les cas simples rien n'est plus facile que l'excision des végétations. Mais malheureusement pour le malade et pour le praticien le tissu végétant ne se borne pas toujours aux simples proportions du poireau, de la framboise ou du chou-fleur, nous avons dit qu'il pouvait acquérir un volume énorme, et revêtir des formes qui le rendaient quelques fois méconnaissable. Eh bien ! ici les préceptes indiqués deviennent inutiles, c'est au génie du chirurgien qu'appartient le procédé opératoire.

S'il s'agit de ces masses végétantes en quelque sorte dégénérées, qui ont atrophié le gland et ulcéré le prépuce en plusieurs endroits. Le premier temps de l'opération doit les mettre à découvert sur tous les points, en débridant le prépuce dans une étendue suffisante pour permettre de le renverser sur les côtés, sauf à exciser les lambeaux que l'on vient de former. après cela, on cherche au milieu de cette masse de tissus morbides ou mieux, sur ces bords quelques points de la surface du gland encore à l'état normal, et l'on part de là pour procéder à l'excision. Dans ces conditions le chirurgien doit avoir devant les yeux la forme normale de l'organe et se servir en quelque sorte de l'instrument tranchant comme l'artiste sculpteur de son ciseau, il pourra de cette manière sculpter un gland au milieu de ces masses informes et ne s'exposera point à laisser au malade un tronçon disgracieux incapable de remplir les fonctions qui lui sont dévolues.

Lorsque le tissu végétant a envahi la totalité du gland, qu'il n'est plus possible de découvrir un point de ralliement pour procéder du connu à l'inconnu. Il est encore un précepte qui peut servir de guide au chirurgien, mais ici comme précédemment il doit se rappeler la forme générale du gland. Ce précepte consiste à commencer l'opération par les végétations qui entourent le meat urinaire, on met ainsi à découvert l'extrémité du gland et l'on continue de son extrémité vers sa couronne en conservant à la surface de section la forme présumée de l'organe. Ce mode opératoire demande à la vérité une attention minutieuse, et ne permet guère d'opérer rapidement, car il faut à chaque coup de ciseau éponger, étancher le sang qui coule abondamment. Mais tous ces petits inconvénients sont amplement compensés par la conservation d'un organe précieux et le rétablissement complet d'une fonction indispensable à la conservation de l'espèce.

Après une opération de ce genre, la cicatrisation s'opère rarement sans entrave, le plus souvent on voit apparaître de nouvelles végétations sur différents points de la plaie, mais il suffit que quelques points de cette plaie se cicatrisent, pour qu'on soit assuré d'obtenir tôt ou tard un plein succès. En effet, on détruit ces portions végétantes avec les ciseaux et les caustiques, et avec un peu de persévérance, on rend au malade un organe qui avait été si sérieusement compromis. D'ailleurs le tissu du gland débarrassé des végétations qui le comprimaient et qui absorbaient à ses dépens tous le suc nourricier des vaisseaux afférens, ne tarde pas à reprendre de l'embompoint, et la nature corrige à la longue les imperfections de l'art.

Lorsque les végétations sont de nature cancéreuse, l'opération telle que nous venons de la décrire n'est que provisoire. C'est, pour nous servir de l'expression que nous avons consacrée, une opération exploratrice. Dans ces cas, la plaie suppure abondamment, saigne au plus léger contact des pièces de pansement, sa surface au lieu de cicatriser sur quelques points et de se recouvrir sur d'autres de granulations, de pousses végétantes, donne des bourgeons fongueux de couleur lie de vin, qui secrètent une humeur ténue et odorante, on n'aperçoit aucun point cicatrisé, les douleurs persistent comme auparavant, bientôt il ne reste plus aucun doute sur la nature de la maladie. Il faut sans retard procéder à l'amputation de la verge.

Conséquent avec notre manière de voir sur la nature des végétations, nous avons jusqu'à présent passé sous silence tout traitement interne, cependant si les réserves que nous avons faites dans l'étiologie ne sont point imaginaires, s'il est positif qu'il y a dans quelques cas rares une influence de tempéramment dans la poussée du tissu végétant, il nous parait indispensable d'aider l'action des moyens locaux par une médication générale. Il n'en est pas de plus rationnelle que le fer et les amers. Pourrait-on espérer d'obtenir la guérison des végétations en administrant la magnésie à l'intérieur comme on l'a fait pour les verrues, c'est ce que l'expérience seule pourra démontrer. Nous n'avons encore fait aucun essai de ce genre.

Faits et Considérations cliniques à l'appui de l'unicité du Virus chancreux.

Six faits et quelques considérations pratiques , tels sont les faibles moyens de protection que nous avons à offrir à une doctrine en voie de décadence. C'est dire que nous n'avons nullement l'intention de nous constituer défenseur quand même d'une opinion aujourd'hui délaissée par ses plus zélés partisans. Si nous sommes dans le vrai, on nous saura gré d'avoir, avec de si faibles armes , osé combattre des idées qui , nées d'hier, ont déjà fait tant et de si savants prosélytes. Si nous avons tort, on voudra bien tenir compte de notre attachement et pour l'ancienne doctrine, et pour l'éminent professeur dont la parole entraînante, nous a identifié avec elle. D'ailleurs les discussions , lorsqu'elles sont loyales, quels qu'en soient du reste les résultats, ont toujours un immense avantage, celui d'éloigner de l'erreur et de mettre sur la voie de la vérité. C'est , animé de ces sentiments, que nous venons produire les quelques faits qui nous ont paru contredire les deux doctrines actuellement en vogue.

Obs. Nº 1. — Monsieur X. fut atteint en juin 1851, d'un chancre induré placé derrière la couronne du gland ; ce chancre s'accompagna bientôt des prodrômes ordinaires de la syphilis et notamment d'une alopécie très intense qui vint achever l'œuvre incomplète d'une calvitie honnête antérieure. Des pilules de Dupuytren furent administrées en assez grand nombre, au moins deux à trois fois cent vingt, par les soins éclairés d'un de nos confrères. Le retard qu'éprouvèrent les manifestations consécutives put faire croire à la guérison radicale de la maladie. Cette opinion exprimée par mon confrère ne porta pas la conviction dans l'esprit du malade , et c'est en proie à ce doute inquiétant qu'il se présenta chez moi. Je le visitai le 14 janvier 1852. Il portait à la face une syphilide pustuleuse acnoïde, des plaques muqueuses à la langue, à la gorge et à la face interne des lèvres, un impétigo à la lèvre supérieure sous la cloison du nez , forme de sycosis, des croûtes impétigineuses au cuir chevelu. Il accusait de plus des douleurs rhumatoïdes sur différentes régions du corps. — Traitement par les pilules de protoïodure hydrargyrique (formule de M. Ricord). Guérison. — Suspension du traitement au mois de mai.

Au mois de juillet, nouveaux accidents buccaux et gutturaux. — Traitement hydrargyrique très irrégulier, disparition de ces accidents.

Le 4 octobre 1853, Ecthyma superficiel au front et au cuir chevelu, éruption pustuleuse aux jambes, une plaque de syphilide pustulo-ulcérante à la partie supérieure et externe de la cuisse droite, pustule arrondie à forme echtymateuse sur la face externe du prépuce. — Tous les jours quatre pilules d'iodhydrargirate de potassium (formule de M. Puche). Sous l'influence de ce traitement la guérison de presque tous les accidents mentionnés se fait rapidement, un seul résiste et fait des progrès. C'est celui de la verge. La pustule ecthymatheuse s'est en effet ulcérée et a fait place à une plaie en tout semblable au chancre phagédénique. Je fais part de mes doutes sur sa nature à M. X. qui m'avoue qu'il a eu des rapports avec une femme publique, il y a un mois environ. Cette ulcération s'élargit incessamment, tandis que les autres se cicatrisent, les bords du prépuce constamment baignés par le pus qui en découle s'inoculent et se recouvrent d'une douzaine de petits chancres très douloureux. J'inocule le pus de cette ulcération sur la cuisse gauche de mon malade et quatre jours après je constate une pustule de chancre. (j'ajouterai que j'avais inoculé sur le malade et sur mon bras la sécrétion de l'ulcération secondaire de la cuisse droite, sans obtenir de résultat.)

La cautérisation en emporte-pièce pratiquée sur la pustule expérimentale la détruit et quinze jours après la guérison est achevée.

Le chancre phagédénique de la verge résiste longtemps à tous les moyens et finit par céder à l'emploi d'une vieille formule dont j'avais très rarement usé, l'onguent égyptiac. Le développement de 13 nouveaux chancres aurait dû affaiblir un peu le principe diatéhsique, mais ici, comme dans l'expérimentation, la doctrine de la syphilisation s'est trouvée en défaut. De nouveaux accidents s'étant manifestés en novembre, je fus forcé de recourir à la médication iodurée.

Monsieur X. passe l'année 1854 et une partie de l'année 1855 à suivre tous les traitements imaginables y compris la diète sèche, la diète lactée et plusieurs autres régimes qu'on lui conseillait. Mon malade, d'un caractère léger, s'inquiétait médiocrement de son état, et ne se privait en aucune façon de rapports sexuels, lorsque l'occasion se présentait. Je l'avais perdu de vue depuis quelque temps, lorsqu'il se présenta chez moi, triste et mélancolique, pour m'annoncer une nouvelle récidive : il s'agissait encore de chancres de la verge, cette fois entre le gland et le prépuce et si bien caractérisés que je n'hésitai pas à les attribuer à une infection de fraîche date. Mon diagnostic mit le désespoir dans l'âme de M. X. Il avait eu des rapports, vingt jours environ auparavant, avec une femme de maison, et c'était trois jours après qu'il s'était aperçu de ces excoriations ; ne connaissant pas leur nature, il ne s'était fait aucun scrupule de coucher dix jours avant sa visite chez moi, c'est-à-dire le 4 août 1855, avec une jeune fille de 16 ans, après laquelle il soupirait depuis plusieurs mois. Le lendemain 15 août je me rendis auprès de cette jeune personne qu'il avait mise en chambre ; elle était resplendissante de santé. J'eus beaucoup de peine à la décider à subir une visite ; elle y consentit cependant. La face externe de la grande lèvre gauche était le siège de plusieurs petites ulcérations assez rapprochées, le tissu sous-cutané était rouge et engorgé, l'aine correspondante présentait de petits engorgements ganglionaires. Pas d'autre accident. Je suivis la malade pour la traiter régulièrement et vers la fin septembre, lorsque les accidents locaux étaient en pleine voie de guérison, une syphilide papuleuse apparut sur tout le torse et sur les bras ; vinrent ensuite des croûtes impétigineuses sur la tête, de l'alopécie, des douleurs vagues, puis des accidents buccaux, enfin tous les symptômes qui caractérisent ordinairement l'infection constitutionnelle.

Vers la fin octobre et malgré le traitement le plus régulier, la santé de cette jeune fille se détériora complétement ; elle pâlit, devint très maigre et fut prise de symptômes de coxalgie à l'articulation coxo-fémorale gauche. Malgré les soins assidus et les savants conseils de M. le Docteur Coste, actuellement directeur et professeur de clinique de l'école de Marseille, et les sages avis de M. le Docteur Sauvet, malgré l'application de l'appareil de M. Bonet de Lyon qui, à vrai dire, procura un soulagement instantané, survint une luxation externe qui a laissé de la claudication.

Obs. N° 2. — Le 6 février 1854 M. J. se présenta à mon cabinet sous la recommandation de mon savant confrère M. Diday de Lyon. Il était atteint d'une vérole constitutionnelle caractérisée par des plaques muqueuses et des ulcérations sur la langue et le voile du palais, par une large plaque d'eczéma sur le côté radial du doigt annulaire

gauche, et de nombreux ganglions post-cervicaux. L'infection remon-
tait à dix mois et s'était successivement manifestée par une série de
symptômes que le traitement avait conjurés. Comme la plus part des
jeunes gens atteints de vérole constitutionnelle dès leur entrée dans le
monde, mon malade associait les plaisirs au traitement et oubliait souvent les tristes conséquences d'un amour malheureux entre les bras
d'une jolie maîtresse. Cette jeune femme que je connaissais ne se res-
sentait nullement de l'état constitutionnel de son amant. Fatigué de la
monotonie qu'entraîne quelquefois une fidélité trop rigoureuse , M. J.
voulut chercher ailleurs les douceurs qu'il ne trouvait plus chez sa
maîtresse. Une nouvelle conquête lui tendit les bras ; mais hélas! ce
fut à son grand désappointement car son infidélité lui valut trois
chancres sur le gland. Croyant à la nature secondaire de ces ulcérations et fort de la doctrine de la non transmissibilité à laquelle je l'avais
initié dans quelques conversations, il ne crut pas devoir interrompre
ses rapports habituels. Dans les premiers jours de mars 1855, il vint
me prier d'aller voir sa maîtresse atteinte d'une ulcération au côté
droit de l'anus et me montra en même temps les plaies qu'il avait sur
le gland depuis vingt jours environ ; ces plaies avaient la physionomie
d'accidents primitifs récents. L'ulcération qui siégeait aux abords de
l'anus, chez sa maîtresse, était ronde et de la dimension d'une pièce de
vingt centimes ; elle n'était pas indurée ; je la cautérisai et prescrivis
des lotions avec le vin aromatique. Quelques jours après le côté interne de l'aine correspondante était le siège d'un ganglion engorgé auquel
aboutissait un cordon noueux qu'on pouvait suivre jusqu'au périnée
en contournant la cuisse. Les ulcérations de M. J. cédèrent aux lotions
et aux pansements faits avec une solution caustique.

A la fin du mois d'avril l'ulcération péri-anale de Madame J. guérit
sans laisser d'autre trace qu'une cicatrice violacée ; un examen attentif
ne me fit découvrir aucune induration , l'engorgement persista avec
son cordon lymphatique. Je crus pouvoir affirmer qu'elle n'aurait pas
de vérole constitutionnelle. Dans les premiers jours de mai survinrent
des accidents qui donnèrent un démenti des plus humiliants à mon
diagnostic : céphalalgie , insomnie , douleurs rhumatoïdes et enfin
sept à huit larges papules sur le torse et la poitrine, qui ne tardèrent
pas à se couvrir d'écailles épidermiques d'un blanc éclatant ; c'était un
psoriasis syphilitique. Dans les derniers jours du mois de mai et en dépit du traitement une roseole très confluente envahit le torse. Depuis

cette époque, Madame J. a éprouvé une série de symptômes gutturaux, buccaux, palmaires dont actuellement elle n'est pas entièrement délivrée.

Obs. N° 3. — M. V. vint me consulter, le 4 juillet 1854, pour un chancre induré de la verge; il présentait déjà quelques symptômes de syphilis constitutionnelle. Un traitement assidu et de longue durée conjura ces accidents et mon malade fut exempt de manifestations au septième mois de sa maladie. Au mois de mai 1855, il entreprit un voyage de commerce. De retour, au mois de juin, il se rendit à mon cabinet pour me montrer quelques ulcérations qu'il portait entre le gland et le prépuce. Monsieur V. avait eu des rapports avec plusieurs femmes durant son voyage. Cet aveu et la physionomie de ses ulcérations me firent présumer qu'il s'agissait de chancres. Je lui conseillai néanmoins d'user de lotions bichlorurées. Ne tenant aucun compte de mon diagnostic, ou plutôt entraîné par une passion invincible, mon malade débaucha une jeune ouvrière employée dans la maison de commerce dont il était le voyageur. Le 25 du mois de juin, il vint me prier d'aller sous un prétexte quelconque voir cette jeune fille couchée chez ses parents. Je m'y rendis et constatai chez elle des chancres situés sur les grandes lèvres. Quelques jours après ma visite l'aine gauche devint le siège d'un engorgement qui, aidé du tempérament lymphatique de la malade prit un développement excessif. Le repos, un traitement émollient, les sangsues conjurèrent ces accidents inflammatoires et j'eus le bonheur d'obtenir la résolution. Dans le courant du mois d'août la malade se sentit assez bien pour reprendre ses occupations; je la crus guérie et ne lui prescrivis aucun traitement. Le 10 du mois de septembre 1855, Monsieur V. vint me dire qu'elle était pleine de taches sur le corps, qu'elle avait de petites croûtes à la tête, qu'elle était triste, abattue et très faible. Mon examen me fit découvrir chez elle une syphilide papuleuse très confluente, de l'impétigo de la tête, des plaques muqueuses au coin des lèvres, aux grandes lèvres et à l'anus. Le traitement antisyphilitique fut institué. Au mois de mars 1856, elle n'était pas encore guérie. Je traite actuellement cette jeune personne pour une chlorose avec leucorrhée très abondante.

Obs. N° 4. — Un de mes amis me conduisit le 23 janvier 1854, auprès de Madame R., que des rapports antiphysiques avaient rendue malade. Après avoir entendu la narration des circonstances malheureuses au milieu desquelles elle avait contracté sa maladie, je procédai à l'examen des parties malades. Le pourtour de l'anus était le siège de sept à huit chancres assez larges, à fond grisâtre, à bords découpés et décollés, entourés d'une auréole inflammatoire. Je reconnus à ces symptômes des chancres phagédéniques serpigineux. Madame R. n'avait jamais eu la vérole ; son aveu, l'absence de tout signe accusateur et le témoignage de la personne qui me conduisit auprès d'elle, me firent considérer cet aveu comme l'expression de la vérité. — Des lotions avec la liqueur de Labarraque, des pansements faits avec la charpie imbibée de cette liqueur étendue et l'administration du tartrate ferrico-potassique, triomphèrent en un mois et quelques jours de cette affection.

Je suis actuellement médecin de cette dame et depuis bientôt trois ans que je l'observe, je n'ai découvert chez elle aucun symptôme de syphilis. Je reviens à son amant, aujourd'hui son mari.

Monsieur R. n'ignorait pas qu'il était malade lorsqu'il se laissa aller aux rapports honteux dont sa femme portait les traces, mais il ne pensait pas que le simple contact et un contact passager, effectué dans un moment d'entraînement put avoir de si fâcheuses conséquences.

Dès que Madame R. lui eut fait part de son état, il quitta Marseille; je le revis vingt jours après. Il avait une adénite inguinale double, un impétigo confluent à la tête, des douleurs rhumatoïdes. Malgré le traitement, mon malade eut successivement plusieurs des accidents graves de la syphilis. Je citerai une éruption ecthymateuse très rebelle au bas des jambes et des syphilides cornées à la paume des mains.

Aujourd'hui Monsieur et Madame R. vivent en très bonne intelligence. Madame R. n'a jamais eu aucun symptôme constitutionnel et M. R. paraît complétement guéri.

Obs. N° 5. — Le 28 août 1852, Monsieur E. R. fut atteint d'un chancre ayant son siège sur le frein; l'ulcération, en apparence, très bénigne, fut traitée par des lotions et des pansements au vin aromatique. Nullement gêné par sa maladie, M. R. continua à monter à cheval, mais le 15 septembre, il ressentit à la région inguinale droite une gène qui le força à garder le lit. Lorsqu'il me fit appeler chez lui, l'aine était le siège d'une adénite aigüe qui, au bout de quelques jours, présenta des signes de suppuration. Une incision donna issue à une certaine quantité de pus bien lié. A partir de ce moment, M. R. fut contraint de garder le lit. Le 20 septembre, l'ulcération de la verge était cicatrisée sans induration, mais la plaie inguinale avait pris les caractères propres au chancre ganglionnaire. Des cautérisations répétées, de fréquentes lotions aromatiques furent les seuls moyens mis en pratique. Durant ce traitement, la lèvre supérieure du malade devint le siège d'une petite ulcération arrondie à surface pultacée que je me bornai à cautériser presque tous les jours avec le nitrate d'argent. Au lieu de guérir, cette ulcération gagna en profondeur et prit la forme térébrante. Le 20 octobre le bubon inguinal fut cicatrisé. Mais l'ulcération labiale loin de se terminer simplement comme le chancre du frein et le bubon qui l'avaient précédée, s'entoura, à mon grand étonnement, d'un bourrelet très dur, les ganglions sous maxillaires gauches s'engorgèrent. (Le chancre siégeait à la lèvre supérieure à un centimètre et demi en dedans de la commissure gauche). Un mois après, c'est-à-dire vers la mi-novembre, Monsieur R. fut en proie à une roséole syphilitique accompagnée d'alopécie, etc. Plus tard se développèrent des plaques muqueuses, surtout à la bouche, et d'autres accidents caractéristiques dont j'ai dû le soigner longtemps. J'observerai que Monsieur R. était alité chez lui et soigné par sa mère, circonstance qui éloigne tout soupçon de nouvelle contagion.

Obs. n° 6. — M. D. âgé de 18 ans, eut des rapports avec une femme suspecte, dans les premiers jours de septembre 1855, j'eus sa visite le 15 du même mois, il était atteint de plusieurs chancres siégeant sur les bords du prépuce et affectant la forme de gerçure, et d'un engorgement adnéique subaiguä à l'aine gauche. C'était la seconde fois que M. D. était atteint de la maladie vérienne, je l'avais traité cinq ou six mois auparavant pour une blennorrhagie aigüe guérie par les moyens ordinaires. Tels étaient ses antécédents. La femme qu'il soupçonnait, à juste titre, était la seule avec laquelle il eut eu des rapports ; je le priai de me conduire auprès d'elle, mais n'osant venir avec moi, il se borna à m'indiquer sa demeure. Le hazard me servit admirablement, je la connaissais depuis un an environ, et il ne me fut pas bien difficile de la décider à subir une visite. Je constatai à la face interne des grandes lèvres et de chaque côté, une ulcération assez large à surface bombée et à base légèrement engorgée, les ganglions inguinaux étaient à peine sensibles. c'est-à-dire très peu engorgés. Le torse était envahi par une syphilide exanthématique, elle se plaignait, en outre, de violentes céphalies nocturnes et d'une lassitude générale. Cette femme n'ignorait pas sa position puisqu'elle s'était confiée à un charlatan, seulement elle m'assura qu'elle ne s'était vue malade qu'après avoir eu des rapports avec M. D. mais en comparant les symptômes que je venais d'examiner avec ceux que j'avais notés chez mon client, il ne me fut pas difficile de déterminer l'âge relatif de ces deux maladies, et ma conclusion fut que Mme X. avait infecté M. D. Plus tard la syphilis constitutionnelle qui ne s'était encore manifestée que par une roséole et quelques prodrômes fugaces, devint plus accentuée, une éruption palmaire et des croutes impétigineuses se développèrent en dépit du traitement. La syphilis constatée, je perdis de vue cette malade qui ne m'intéressait qu'au point de vue scientifique.

M. D. était un de mes compatriotes et j'avais à cœur autant pour son bien-être que pour ma réputation, de le délivrer au plutôt d'une maladie qui le rendait inapte à toute espèce d'occupation. L'usage des émolliens et du repos s'opposèrent au progrès de son engorgement inguinal. Quant aux chancres ils restèrent longtemps dans la période de *statu-quo*, douloureux et saignants, inconvénients inhérents probablement à leur siége sur le bord du prépuce. Cette persistance de la maladie découragea mon malade et refroidit un peu la confiance qu'il avait en moi, il cessa de venir me voir. Je pensai qu'il était guéri, mais après 12 jours d'absence, soit dans les derniers jours d'octobre, il vint recourir de nouveau à mes soins et me confier une faute dont il se répentait avec raison. Il avait fait la connaissance d'une femme avant la cicatrisation de ses chancres, je vis, en effet, qu'ils étaient encore en période de virulence, et il ne fallut pas moins de vingt jours pour en obtenir la guérison. Heureusement pour lui ils n'étaient point indurés, je lui conseillai de ne faire aucun traitement. J'ai vu M. D. il y a quelques jours il n'a jamais eu aucun symptôme d'infection syphilitique.

M. D. avait eu des rapports avec sa nouvelle maîtresse dans le courant du mois d'octobre, le 8 décembre je fus mandé auprès de sa jeune victime qui se plaignait de vives douleurs à l'anus, douleurs qui l'empêchaient de sortir pour vaquer à ses occupations. (Elle était coiffeuse en chambre), j'avais déjà soigné cette femme au mois de février de la même année, pour une fissure à l'anus qui avait cédé aux cautérisations et à l'emploi des quarts de lavements au ratanhia. Mlle Rosalie F. était en proie à une syphilis constitutionnelle caractérisée par des ulcérations au gosier et aux lèvres, par des plaques muqueuses, très confluentes à l'anus, par le même accident aux parties génitales où je reconnus les traces d'un chancre ayant laissé une induration violacée superficielle et par de larges plaques de roséole, je constatai aussi une multitude de ganglions engorgés à la région cervicale postérieure. Interrogée sur la source de sa maladie, elle m'avoua qu'elle la tenait d'un jeune homme du même pays que moi, qui l'avait engagée à me consulter. Mlle R. était alors soignée par un de mes estimables confrères dont au besoin je pourrais invoquer le témoignage et qui voulut bien me donner tous les renseignements possibles sur cette malade. Ses renseignements concordaient d'ailleurs parfaitement avec ceux que j'avais recueillis, Mlle R. traitée méthodiquement ne tarda pas à ressentir les bienfaits de la médication, aussi put-elle bientôt m'éviter d'aller chez elle, en venant prendre mes conseils à mon cabinet, les accidents qu'elle portait une fois éteints, je la perdis de vue.

Les observations n° 1, n° 2 et n° 3 démontrent cliniquement que les chancres de nouvelle contagion contractés par un individu déjà atteint de syphilis constitutionnelle, peuvent au moins dans un certain nombre de cas, communiquer des chancres infectants et conséquemment, qu'en passant par un organisme entaché de vice syphilitique, le virus chancreux ne perd pas fatalement la propriété de développer la vérole constitutionnelle chez une personne saine.

L'observation n° 4 est l'histoire d'un individu atteint de chancre induré suivi plus tard d'une syphilis constitutionnelle des plus intenses et qui dans ses rapports avec une femme saine lui communique une multitude de chancres à forme serpigineuse. Ces chancres guérissent assez rapidement par des applications locales aidées des ferrugineux à l'intérieur et ne sont suivis d'aucun phémonène qui dénote la pénétration du virus dans l'économie. Ce fait démontre que les chancres non infectants peuvent provenir des chancres infectants.

Dans l'observation n° 5 on voit le virus syphilitique passer d'un chancre situé sur le frein, d'abord, dans un ganglion inguinal où il détermine une adénite virulente, puis de ce ganglion suppuré et transformé en plaie chancreuse à la lèvre supérieure où il détermine un second chancre. Le chancre du frein et le chancre ganglionnaire inguinal guérissent sur place, tandisque le chancre de la lèvre supérieure s'indure, détermine une adénite spécifique sous-maxillaire et finalement infecte l'économie.

La sixième observation est l'exemple d'un chancre simple placé entre deux chancres infectants. C'est-à-dire ayant eu pour ascendant un chancre infectant, et déterminant un chancre infectant et la vérole à une personne indemne de syphilis.

A ces observations je pourrais joindre un nombre considérable de faits démontrant que dans les conditions ordinaires, le chancre infectant a pour antécédent un chancre infectant, que le chancroïde ou chancre mou dérive souvent d'un chancroïde.

La similitude qui existe souvent entre les accidents du contaminé et ceux que présentait le contaminateur, a fait naître deux doctrines, qui agitent actuellement le monde syphilographique. Dans la première, celle de M. Bassereau auteur d'un ouvrage excellent sur les syphilides, les chancres infectant et non infectant n'ont aucun rapport d'origine et se reproduisent chacun comme espèce distincte sans jamais se transformer l'un dans l'autre.

Dans la seconde, celle de notre savant confrère et ami, M. le docteur Clerc, auteur de plusieurs travaux remarquables sur la syphilis, deux espèces de chancres se partagent le monopole de la contagion. L'une, le chancre infectant, dur, induré, l'autre, le chancre non infectant, chancre mou, chancroïde. L'un et l'autre se transmettant fatalement dans leur espèce pathologique. Le premier, ayant une existence propre et indépendante, le second, étant le produit du chancre infectant inoculé à un individu diathésé.

Dans la première doctrine, les deux virus sont parfaitement distincts, c'est la doctrine du double virus, de la dualité.

Dans la seconde, il n'y a en principe qu'un virus, mais ce virus ayant contaminé de nouveau des malades infectés une première fois a donné naissance à un chancroïde qui s'est constamment reproduit avec ses caractères, sans jamais recouvrer le pouvoir d'infecter. Dans cette doctrine le virus du chancroïde n'est qu'un dérivé, une modification du virus infectant, elle n'admet donc pas positivement un double virus.

Les deux auteurs dont nous venons d'esquisser les doctrines ne manquent pas d'invoquer de nombreuses preuves. Les faits historiques, les observations cliniques, viennent en foule démontrer la justesse de leur manière de voir.

M. Bassereau prouve par de nombreuses citations qu'il existait avant la fin du 15me siècle, une maladie contagieuse siégeant principalement sur les organes génitaux et transmissible par le coït. Il fait naître la vérole constitutionnelle et conséquemment le chancre infectant à la fin du 15me siècle à la date de 1494.

Pour M. Clerc, le chancre infectant s'est manifesté pour la première fois en 1494, le chancroïde ne s'est développé que plus tard, lorsque des individus déjà atteints de syphilis ont été de nouveau contaminés. D'après notre savant collègue des hôpitaux, les anciens ne connaissaient ni le chancre simple, ni le chancre infectant.

Ces deux opinions ont cela de commun, qu'elles font également débuter le chancre infectant et la syphilis en 1494, mais elles diffèrent essentiellement dans l'appréciation et de l'origine, et de l'âge du chancre simple. M. Basserau le fait remonter aux temps anciens, proclame son indépendance complète, M. Clerc lui assigne une origine moderne et en fait un dérivé du chancre infectant.

L'obscurité qui règne encore aujourd'hui sur les differentes questions qui se rattachent à l'origine de la syphilis, nous empêche de nous prononcer sans appel pour l'une ou l'autre de ces opinions. Ce qu'il y a de plus vraisemblable dans les preuves historiques, ce que nous admettons sans peine, c'est l'existence pour nous bien démontrée des chancres avant l'épidémie du 15me siècle. Ce qui nous paraît le moins démontré, c'est le caractère syphilitique de cette épidémie. Si la vérole n'a pas commencé en 1494, à quelle époque peut-on fixer son origine, nous dirons comme notre savant maitre. « Je crains bien que cette question soit à jamais insoluble. » Les faits historiques sont donc des preuves très accessoires et que l'on peut parfaitement récuser dans ce cas. C'est donc aux preuves cliniques qu'il faut en appeler.

On n'ignore pas les nombreuses difficultés qui souvent viennent entraver les recherches de l'homme de l'art, malgré ces obstacles bien connus de tous les praticiens, on a pu rassembler un nombre assez considérable de faits à l'appui des deux doctrines que nous avons énoncées.

Dans un bon nombre de cas disons-nous, on a trouvé en remontant à la source d'une contagion, que l'accident résultat de la contamination était de même forme que son ascendant, en d'autres termes, que le chancre infectant reconnaissait pour cause un chancre infectant, que le chancre simple procédait ordinairement d'un chancre simple.

Loin de vouloir nier ces faits nous déclarons être à même d'en augmenter le nombre, surtout pour ce qui concerne le chancre infectant. Mais les choses se passent-elles toujours ainsi, et n'y a-t-il pas des exceptions qui bien loin de confirmer les règles établies tendraient au contraire à les ébranler ? C'est ce que nous allons voir.

Il n'y a pas bien longtemps qu'on attribuait à la constitution et aux prédispositions individuelles en général, une grande influence sur la détermination de la forme des chancres. Les idées nouvelles ont fait bon marché de toutes ces influences. Aussi l'âge, le sexe, les idiosyncrasies, les tempéraments, les constitutions, les mauvaises habitudes hygiéniques, les saisons, les maladies intercurrentes, etc..., ne sont-ils plus aujourd'hui que de vains motifs pour cacher les infirmités d'une doctrine. Le siége des chancres n'agit pas plus que les autres conditions. Chaque virus porte en lui-même la cause qui imprime à l'ulcération, ses caractères pathognomoniques, il n'est conséquemment besoin d'aucune influence étrangère au virus. Encore un pas en arrière et nous voilà aux doctrines de Carmichaël, à la *quadralité* du virus.

Ces doctrines ont trouvé des adhérens dans tous les rangs de la syphilographie, et si nous n'écoutions que nos sympathies pour la plus part de ceux qu'elles comptent déjà, nous n'hésiterions pas un instant à en grossir le nombre. Mais les faits que nous avons relatés sont trop en opposition avec ces nouvelles idées, pour que sans mot dire, nous fassions le sacrifice de l'ancienne doctrine.

Nous laissons de côté les preuves historiques, pour ne pas donner à nos lecteurs le spectacle d'une troisième version.

Est-il bien démontré qu'il n'existe aucune condition individuelle capable d'influer sur la forme du chancre. Voyons ce qui se passe pour la petite vérole. Un malade est atteint de la petite vérole, plusieurs personnes le soignent, le touchent, respirent le même air que lui, absorbent ses émanations, etc..., de ces personnes l'une prend la maladie et les autres n'en sont point affectées; que les mêmes conditions se renouvellent plus tard, celles qui jusques-là avaient impunément bravé cette affreuse maladie, en subissent les atteintes. Comment expliquer cette aptitude précoce chez les unes et cette immunité temporaire chez les autres, toutes n'étaient-elles pas également exposées, c'est donc aux conditions individuelles qu'il faut rapporter la différence de résultat. Avant la découverte de l'immortel Jenner, on inoculait le virus des pustules varioliques, on *variolisait* au lieu de vacciner, mais cette opération ne se pratiquait qu'après avoir soumis les malades à un régime très sevère. Aussi l'inoculation se bornait-elle souvent à déterminer une éruption très discrète ou même quelques fois une fièvre intense sans éruption. Eh bien, cette modification dans les symptômes, était bien évidemment sous la dépendance du nouvel état, crée par le régime que venaient de subir les malades. On nous objectera peut-être que la petite vérole est trop différente de la *grosse* pour qu'on puisse tenir compte de ces analogies. Mais ne sont-ce pas deux virus, deux virus qui peuvent s'introduire dans l'économie par le même mécanisme, deux maladies qui généralement n'atteignent pas deux fois le même individu ? Si donc on admet que les influences individuelles peuvent être pour quelque chose dans les manifestations d'une de ces maladies, pourquoi seraient-elles nulles dans l'autre.

On a prétendu encore que les maladies intercurrentes ne modifiaient nullement la syphilis. Bien que nous n'ayons pas de nombreux faits à opposer à cette assertion, il nous semble qu'on est allé trop loin en se prononçant pour la négative, d'une manière absolue. Le premier fait qui nous a frappé est celui d'un de nos malades, atteint il y a cinq ans de syphilis constitutionnelle, avec engorgement syphilo-strumeux de l'aine gauche. Ce malade fut pris dans le cours du traitement et au moment où il était en proie à un erythème papuleux général, d'une fièvre typhoïde compliquée de pneumonie, cette affection à symptômes d'une gravité excessive nous fit oublier la vérole, et ne céda qu'au bout de deux mois. A cette époque toute trace de syphilis avait disparu, l'engorgement syphilo-strumeux n'existait plus, nous crûmes devoir ajourner le traitement spécifique jusqu'à l'apparition de nouvelles manifestations, mais nous n'avons plus été obligé d'y recourir. La fièvre typhoïde a neutralisé la vérole.

Un autre malade que nous soignons actuellement est atteint il y a deux mois et demi de deux chancres à la verge, quelques jours après la contagion, une variole intercurrente se déclare, vingt-cinq jours après, le malade vient nous rendre visite tout défiguré par les nombreuses cicatrices qui labouraient son visage, ses deux chancres n'étaient point cicatrisés et présentaient un commencement d'induration. Cette induration augmente rapidement et un mois après nous constatons chez lui une roséole générale semée au milieu des tâches laissées par les pustules varioliques.

Comme dernier exemple de l'influence des maladies intercurrentes sur la syphilis, nous citerons M. B. qui en proie depuis quelque temps à une blennorrhagie dont il ne pouvait voir la fin, consulte M. Ricord pour s'éclairer sur la cause d'entretien de son écoulement. M. Ricord découvre un chancre induré de la lèvre droite du meat urinaire; prescrit un traitement spécifique, M. B. avait à peine pris sept pilules qu'il

ractères infectieux du chancre labial, nous assurer autant par l'inter-
rogatoire direct que par les renseignements, du mode d'apparition de
ce chancre. Ce n'est qu'après avoir soumis les renseignements qui nous
ont été donnés, à un contrôle des plus sérieux, que nous les avons
acceptés.

Notre Observation N° 6 est l'exemple d'un jeune homme atteint de
plusieurs chancres sur le bord du prépuce. Ces chancres, très longs à
guérir, ont, à un moment donné, occasionné une adénite inflammatoire très vive qui s'est terminée par résolution. La cicatrisation des
chancres s'est faite attendre très longtemps. Ne trouve-t-on pas ici les
principaux traits du chancre non infectant? On voit cependant, en lisant l'observation, que Monsieur D. avait contracté ces chancres dans
des rapports avec une femme atteinte de chancre infectant, et que de
plus il a communiqué un chancre infectant à une femme saine qu'il a
imprudemment contaminée. *

Dans l'Observation N° 4, nous trouvons l'exemple d'une jeune femme atteinte de plusieurs chancres à forme phagédénique. — Elle n'a-
vait jamais eu de syphilis constitutionnelle. — Ces chancres s'enflam-
ment, s'engorgent à la base, deviennent douloureux et ne cèdent
qu'après un mois et demi aux préparations ferrugineuses. Or, ils étaient
le produit de rapports anti-physiques consommés par un individu atteint d'un chancre induré et de syphilis constitutionnelle.

De ces Observations il résulte évidemment que le siège du chancre
peut influer sur sa forme, que le chancre simple peut provenir d'un
chancre induré et engendrer à son tour un chancre induré.

Les trois Observations N°s 1, 2 et 3, démontrent qu'en passant par
un organisme entaché de vice syphilitique, le virus chancreux ne perd
pas fatalement la propriété de développer la vérole constitutionnelle
chez une personne saine.

A part ces faits, qui sont des preuves vivantes irrécusables, il est
d'autres arguments qui, sous forme de remarques pratiques, peuvent
être opposés aux opinions de nos deux savants confrères. Il est des
individus qui peuvent contracter des chancres à plusieurs reprises
sans avoir la vérole ; nous en connaissons un certain nombre et deux
entr'autres dont l'un a eu de ces ulcérations à quatre reprises différentes et l'autre à cinq reprises, sans jamais présenter le plus léger symptôme de vérole. Ces deux jeunes gens font partie d'une réunion de
jeunes fous constamment occupés à courir les maisons publiques et
dont plusieurs ont eu des chancres infectants. Si l'on refuse à l'orga-

nisme l'immunité dont nous voudrions le doter, au moins dans certains cas, on est obligé d'admettre que nos deux abonnés ont eu constamment la chance de deviner le chancre non infectant des anciens, ou le chancroïde. Certes, c'est un bonheur bien digne de faire des envieux. Nous trouvons dans notre traité des maladies vénériennes, page 213, le passage suivant : « Nous traitons en ce moment trois jeunes
» gens qui ont contracté des chancres avec la même femme et à de si
» courts intervalles, qu'il n'y a pour nous aucun doute que leur mala-
» die ait été occasionnée par le même accident. Aucun de ces malades
» n'avait encore eu la syphilis. Eh bien, chez deux d'entr'eux les chan-
» cres se sont indurés et ont donné lieu aux prodrômes de la vérole.
» Chez le troisième, le chancre est devenu phagédénique pultacé, a
» duré très longtemps et s'est enfin cicatrisé après l'usage du fer, sans
» laisser de trace d'induration. Je viens d'apprendre qu'une quatrième
» victime du même amour est couchée dans son lit avec deux bubons
» suppurés. »

A côté de ces faits, nous pourrions citer l'exemple de plusieurs individus d'une même famille, qui à leur première contagion chancreuse, ont eu le chancre infectant et la vérole constitutionnelle, à quelle cause faut il attribuer cette uniformité de résultat, si ce n'est à une prédisposition individuelle commune à tous les membres d'une même famille ?

Si les chancres infectants et les chancres non infectants avaient réellement une existence isolée, indépendante, aussi bien que la blennorrhagie et les chancres, de même qu'on rencontre la blennorrhagie et le chancre l'un à côté de l'autre, ne devrait-on pas au moins dans quelques cas rencontrer le chancre non infectant à côté du chancre induré, le bubon suppuré et virulent à côté de l'adénite multiple et indolente ? Eh bien jamais, à notre connaissance, pareille observation n'a été faite, il n'est pas rare d'observer sur le même individu un nombre considérable de chancres, tant sur la même région que sur des régions différentes, eh bien, dans tous les cas ils affectent la même forme. Si le chancre induré et le chancre non infectant étaient deux maladies radicalement opposées, ils devraient au moins dans quelques cas cohabiter ensemble et déterminer isolément les phénomènes qui leurs sont propres. Eh bien, nous le répétons, ces remarques n'ont jamais été faites.

De l'avis de presque tous les syphilographes, le chancre des lèvres est toujours infectant, notre pratique jusqu'à ce jour nous a conduit

aux mêmes observations. Que conclure de ce fait, si ce n'est qu'il y a
dans ce cas une influence de siége. Si l'on ne veut point de cette explication, on est obligé d'admettre ou que le pus virulent des chancres
simples est sans action sur le tissu des lèvres, ou que les lèvres n'ont
d'attraction que pour le virus du chancre infectant. Mais d'une part
nous avons cité un fait qui contredit formellement cette manière de
voir, et puis la raison se refuse à une explication de ce genre. Il faut
donc de toute nécessité rapporter la détermination de la forme indurée
du chancre labial à l'influence du siége.

Un dernier fait que nous tenons à mentionner, c'est que dans quelques cas les chancres, après s'être indurés, deviennent phagidéniques,
s'étendent, détruisent en surface et en profondeur, s'inoculent sur les
parties voisines et occasionnent des engorgements ganglionnaires aigüs
absolument comme le feraient des chancres simples de nouvelle inoculation, ne sont-ce pas là des chancres indurés transformés sur
place en chancres simples sous une influence quelconque. Quel effet
produirait l'inoculation du virus puisé sur ces ulcérations?

L'action des conditions générales et locales sur la forme des chancres
n'exclut pas pour nous l'influence de certaines conditions inhérentes
à l'ulcération. Le chancre infectant doit avoir une période durant laquelle ses propriétés infectantes sont au plus haut degré, mais dans les
derniers moments de la spécificité, surtout si la guérison se fait trop
attendre, la sécrétion s'affaiblit et ses propriétés infectantes diminuent
en raison des progrès et de l'intensité de l'infection constitutionnelle.
A une certaine époque, époque plus ou moins éloignée du début de
l'infection, le chancre point de départ de la diathèse se trouve par rapport à l'économie infectée dans les conditions de tout nouveau chancre
que l'on inoculerait, c'est-à-dire, que ses propriétés infectantes sont
affaiblies ou entièrement perdues. Ainsi ce chancre qui à un moment
donné aurait eu des effets infectants sur un individu sain, se bornera
si on l'inocule plus tard, à la contagion locale.

Mais telle n'est pas d'après l'opinion de notre savant confrère M. le
docteur Clerc, la génèse du chancroïde. Pour lui, ainsi que nous l'avons
dit, le chancroïde est le produit d'un chancre infectant inoculé à un
individu déjà infecté. Si l'on inocule la sécrétion d'un chancre infectant à l'individu même porteur de ce premier accident, on doit développer le chancroïde aussi bien qu'on le ferait avec le virus infectant
provenant d'un autre malade. Eh bien, qu'elle différence établira-t-on
entre le virus du premier chancre et celui du chancroïde qui vient

d'éclore de sa semence? Les deux secrétions ne sont-elles pas élaborées au milieu de conditions identiques, n'est-ce pas la même graine qui a présidé au développement des deux ulcérations d'où découle le virus, et si l'on ôte la doublure indurée de la première ou si par la pensée on la livre à la faim dévorante du phagédénisme, n'aura-t-on pas deux chancres en tout semblables? Pourquoi accorder au premier chancre la propriété d'infecter et en priver obstinément le second?

Si le second chancre développé dans les conditions précédentes ne s'indure pas, c'est que le virus syphilitique inséré sur des tissus déjà imprégnés, ne détermine dans l'organisme aucune réaction capable de provoquer cette série de symptômes caractéristiques de l'infection. Mais ce n'est pas à dire pour cela que la secrétion qui découlera de cet accident en apparence dégénéré, reste sans action sur d'autres tissus. Bien au contraire, notre conviction est, que transplanté dans un terrain favorable le virus du chancroïde doit reprendre ses propriétés et se comporter ultérieurement comme celui du chancre infectant. Il pourrait se faire néanmoins, que la secrétion de ce chancroïde, après avoir végété longtemps sur plusieurs terrains entâchés de syphilis, finit par s'étioler de manière à ne plus produire que des pustules insignifiantes, mais nous croyons en tous cas que quelle que fut la faiblesse de cette secrétion on pourrait la ramener insensiblement à son état normal, en la transplantant sur des tissus vierges de syphilis.

Ces considérations bien qu'en apparence purement théoriques, nous donnent peut-être la clef de l'existence des chancres simples avec leur différents degrés d'intensité.

Les faits consignés dans notre travail nous conduisent aux propositions suivantes :

1° Les idiosyncrasies, les maladies intercurrentes, l'existence de la diathèse syphilitique, le siége, ont une influence incontestable sur la forme des [chancres;

2° La diathèse syphilitique peut réagir sur le chancre qui l'a occasionnée de manière à affaiblir et même neutraliser ses propriétés infectantes, sans pourtant détruire son inoculabilité, dans ce cas, le chancre infectant se trouve dans les conditions de tout chancroïde qu'on développerait en inoculant au malade la secrétion d'une ulcération de même forme ;

3° La secrétion d'un chancroïde développé sur un malade récemment infecté et durant la période virulente du chancre infectant, a les mêmes propriétés que le pus virulent de ce dernier ;

4° Le virus du chancroïde transplanté sur un individu sain et dans de bonnes conditions d'infection, peut développer le chancre infectant; transplanté successivement sur plusieurs individus entachés de syphilis, ses propriétés qu'il tient du chancre infectant s'affaiblissent graduellement, mais elles peuvent reparaître si la graine étiolée est se_ mée successivement dans plusieurs terrains vierges d'infection ;

5° On n'a jamais rencontré chez le même individu et provenant d'un même contact, à la fois le chancre infectant et le chancre non infectant, soit dans la même région, soit dans les régions différentes, s'il existait réellement entre ces deux maladies une différence radicale telle qu'elle existe entre les chancres et la blennorrhagie, on devrait observer le chancre infectant à côté du chancre non infectant, au moins aussi souvent qu'on trouve l'un de ces deux accidents à côté de la blennorrhagie.

CONCLUSIONS GÉNÉRALES :

1° Le chancre infectant reconnaît ordinairement pour cause un chancre infectant, comme la variole remonte à une variole ;

2° Le virus du chancre infectant inoculé à un individu diathésé, détermine le *chancroïde*, comme la variole occasionne la varioloïde à l'individu antérieurement vacciné ou variolisé ;

3° Le virus du chancre infectant détermine par exception un chancre simple à l'individu sain, cela en vertu de conditions individuelles qu'il n'est pas possible de préciser, de même la variole peut se borner à développer la varioloïde sur l'individu non vacciné ;

4° Le chancre simple dépend essentiellement du chancre infectant et résulte : 1° de l'insertion du virus infectant sur les tissus d'un individu diathésé ; 2° de l'inoculation à un individu sain, du virus provenant d'un chancre induré dont la secrétion est affaiblie ; 3° de la contamination par le virus infectant, effectué sur un individu doué d'une immunité naturelle ;

5° Le chancre simple peut se communiquer dans son espèce pathologique pendant un temps variable qui dépend des conditions individuelles et du siége de l'inoculation, mais les conditions et le siege aidant, il recouvre la propriété d'infection et se comporte comme le chancre induré. En d'autres termes, la propriété infectante n'est pas interdite au virus du chancre simple ;

6° Dans l'état actuel de la science, rien ne prouve d'une manière péremptoire que les accidents nommés chancroïde, chancre simple ou à *bubon suppuré* aient une origine distincte ; pour nous le chancroïde est le chancre simple et *vice versà* ;

7° Le chancre induré, le chancroïde, le chancre simple, sont donc des manifestations pathologiques d'un même principe, dont les effets variés tiennent à des conditions étrangères au virus ;

8° Il n'y a donc qu'un seul virus chancreux.

Marseille, le 28 février 1857.

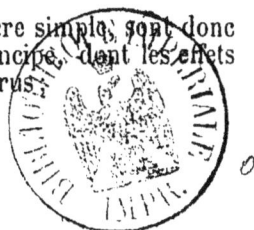

.